Priyanka N.
Arunima P. R.

Técnicas minimamente invasivas em cirurgia de implantes dentários

Priyanka N.
Arunima P. R.

Técnicas minimamente invasivas em cirurgia de implantes dentários

ScienciaScripts

This book is a translation from the original published under ISBN 978-620-8-11789-4.

Publisher:
Sciencia Scripts
is a trademark of
Dodo Books Indian Ocean Ltd. and OmniScriptum S.R.L publishing group

120 High Road, East Finchley, London, N2 9ED, United Kingdom
Str. Armeneasca 28/1, office 1, Chisinau MD-2012, Republic of Moldova, Europe
Printed at: see last page
ISBN: 978-620-8-22849-1

TÉCNICAS MINIMAMENTE INVASIVAS EM IMPLANTES DENTÁRIOS E CIRURGIA PERI-IMPLANTAR

Índice

CAPÍTULO 1: INTRODUÇÃO

Um novo paradigma na medicina dentária começou com a introdução da Osteointegração e a substituição previsível de dentes por implantes dentários[1] . Desde a sua conceção na década de 1960, os implantes dentários evoluíram para uma solução previsível para a substituição de dentes em falta. Muitos destes avanços resultaram de uma melhor compreensão da osseointegração e das ciências dos materiais, nomeadamente do reconhecimento da biocompatibilidade inerente do titânio. Isto permitiu aos investigadores e clínicos concentrarem-se na obtenção de melhores resultados funcionais e estéticos.[2]

A abordagem convencional à cirurgia de implantes dentários (ID) envolve uma incisão na crista e a reflexão do retalho mucoperiosteal para visualizar e aceder ao osso alveolar subjacente, o que garante a identificação e a proteção dos pontos de referência anatómicos subjacentes, tais como forames, cortes inferiores linguais e seios maxilares.[3] Além disso, a necessidade de altura e largura ósseas suficientes, a necessidade obrigatória de uma largura adequada da mucosa queratinizada e a competência técnica necessária são parâmetros que devem ser cuidadosamente considerados pelo operador ao planear a intervenção cirúrgica. No entanto, envolve uma reflexão extensa e a manipulação de tecidos, o que leva a uma menor aceitação por parte do doente e a um aumento do tempo intra-operatório.[4]

A inovação e a investigação ajudaram a aperfeiçoar as técnicas associadas, de tal forma que hoje em dia, com um planeamento e execução cuidadosos, somos capazes de proporcionar aos nossos pacientes tratamentos de implantes estéticos e funcionais previsíveis e agradáveis. "Sem dor" e "procedimento simples" são duas das frases mais atractivas para os pacientes que, de outra forma, estão relutantes em aceitar qualquer tratamento dentário.[5]

A cirurgia minimamente invasiva é o próximo passo na implantologia oral, utilizando o procedimento "menos invasivo", com o menor número de passos e menor custo e adopta uma filosofia que integra o objetivo do tratamento utilizando a abordagem cirúrgica menos invasiva, com a remoção da quantidade mínima de tecidos saudáveis, prevenção, regeneração e intervenção mínima para a colocação e substituição de tecidos orais.[1]

Embora possa englobar várias técnicas, quando relacionada com a colocação de implantes, refere-se principalmente a procedimentos sem retalho (sem elevação de um retalho mucoperiosteal). As alegadas vantagens da cirurgia de implantes sem retalho incluem uma cirurgia menos traumática, menor tempo operatório, rápida cicatrização pós-cirúrgica, menos complicações pós-operatórias e maior conforto do doente.[6-8] O conceito de cirurgia de implantes sem retalho foi introduzido para os doentes com tecido gengival queratinizado suficiente e volume ósseo no local recetor do implante. [7]

No entanto, um claro obstáculo à cirurgia sem retalho é o facto de a topografia do osso subjacente não poder ser diretamente visualizada para orientar a preparação do leito e a colocação do implante, passo a passo, o que pode levar ao mau posicionamento do implante e, consequentemente, ao comprometimento dos resultados que descrevem o sucesso do implante.[8] Além disso, existe a possibilidade de danos térmicos secundários ao acesso reduzido para irrigação externa durante a preparação da osteotomia. No entanto, os actuais avanços nas tecnologias de imagem digital podem ultrapassar esta barreira, uma vez que a cirurgia sem retalhos pode agora ser combinada com a "colocação guiada de implantes".[9]

No domínio da implantologia oral, foram desenvolvidos vários novos desenvolvimentos em termos de concepções e técnicas de implantes, de modo a ultrapassar as deficiências processuais. Os desenhos dos implantes, como os implantes estreitos, os implantes angulados, os implantes curtos e os implantes em cunha, visam aumentar a versatilidade em áreas com limitações anatómicas.[10]

As abordagens mais recentes para o desenvolvimento do local do implante, que envolvem um trauma mínimo dos tecidos, como a cirurgia de implantes assistida por videoscópio, a cirurgia guiada por implantes, a cirurgia assistida por robótica, a incorporação da engenharia de tecidos, os lasers, a peizo-eletricidade e as técnicas de ADN recombinante aumentaram a aceitação dos pacientes e as taxas de sucesso das cirurgias de implantes dentários.

Esta literatura aborda as várias técnicas minimamente invasivas e atraumáticas e os seus avanços na implantologia dentária.

REFERÊNCIAS

1. Cullum DR, Deporter D, editores. Cirurgia de Implante Dentário Minimamente Invasiva. John Wiley & Sons; 2015 Dez 14.

2. Bra°nemark PI, Hansson BO, Adell R, et al. Implantes osseointegrados no tratamento do maxilar edêntulo: Experiência de um período de 10 anos. Scand J Plast Reconstr Surg Suppl 1977;16:1-132.

3. Yadav MK, Verma UP, Parikh H, Dixit M. Terapia com implantes transgengivais minimamente invasivos: Uma revisão da literatura. Natl J Maxillofac Surg 2018;9:117-22.

4. van Wijk AJ, Makkes PC. Pacientes dentários altamente ansiosos relatam mais dor durante as injecções dentárias. Br Dent J 2008: 205: E7 142143.

5. Jingarwar MM, Bajwa NK, Pathak A. Medicina dentária de intervenção mínima - uma nova fronteira na medicina dentária clínica. J Clin Diagn Res 2014: 8: ZE04-ZE08.

6. Brodala N. Flapless surgery and its effect on dental implant outcomes (Cirurgia sem retalho e o seu efeito nos resultados dos implantes dentários). Int J Oral Maxillofac Implants. 2009;24(Suppl): 118-125.

7. Naeini EN, Atashkadeh M, De Bruyn H, D'Haese J. Revisão narrativa sobre a aplicabilidade, precisão e resultado clínico da cirurgia de implantes sem retalhos com ou sem orientação por

computador. Clin Implant Dent Relat Res. 2020;22(4):454-467.

8. Rocci A, Martignoni M, Gottlow J: Carga imediata no maxilar utilizando cirurgia sem retalho, implantes colocados em posições pré-determinadas e restaurações provisórias pré-fabricadas: um estudo clínico retrospetivo de 3 anos. Clin Implant Dent Relat Res 2003: 5(Suppl ()) 29-36.

9. Arisan V, Karabuda CZ, Ozdemir T . Cirurgia de implantes utilizando guias estereolitográficos suportados por osso e mucosa em maxilares totalmente edêntulos: resultados cirúrgicos e pós-operatórios de técnicas assistidas por computador vs. técnicas padrão. Clin Oral Implants Res 2010 ; 21: 980-988.

10. Laverty, D. P.; Buglass, J.; Patel,. Cirurgia de implante dentário sem retalho e uso de cirurgia guiada por tomografia computadorizada de feixe cônico. BDJ,.2018.268.

CAPÍTULO 2: TISSUE PERI-IMPLANTAR - Uma visão geral

Os tecidos peri-implantares são aqueles que se encontram à volta dos implantes dentários osteointegrados. Estão divididos em compartimentos de tecidos moles e duros. O compartimento de tecido mole é designado por mucosa peri-implantar e forma-se durante o processo de cicatrização da ferida que se segue à colocação do implante/pilar. O compartimento de tecido duro forma uma relação de contacto com a superfície do implante para garantir a estabilidade do implante.[1]

- TECIDOS MOLES À VOLTA DE IMPLANTES DENTÁRIOS

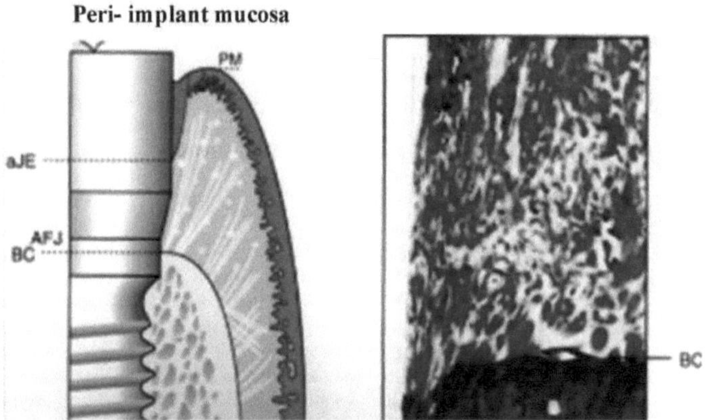

Figura 1: Mucosa peri-implantar Epitélio da mucosa peri-implantar[2]

O epitélio da mucosa peri-implantar apresenta caraterísticas histológicas e estruturais semelhantes às do epitélio gengival natural. Este epitélio é classificado como um epitélio escamoso estratificado e consiste em três partes: epitélio oral, epitélio sulcular peri-implantar e epitélio peri-implantar (PIE), equivalentes às partes do epitélio gengival natural

epitélio: epitélio oral, epitélio sulcular oral e epitélio juncional. Topologicamente, o epitélio da mucosa peri-implantar também está dividido em duas partes em relação à superfície do implante dentário. O epitélio marginal externo ao implante é a parte do componente epitelial virada para a cavidade oral e consiste no epitélio oral, enquanto o epitélio marginal interno ao implante se encontra diretamente contra a superfície do implante e o sulco peri-implantar.[2]

1. Epitélio oral

O epitélio oral do epitélio da mucosa peri-implantar está diretamente exposto à cavidade oral, formando o epitélio marginal externo-implantar do epitélio da mucosa peri-implantar. Este epitélio é comum ao epitélio gengival natural. Histologicamente, o epitélio oral forma um epitélio escamoso estratificado queratinizado. A camada mais superficial deste epitélio contém queratina, que ajuda a proteger o epitélio oral de estímulos estranhos.[3]

2. Epitélio sulcular peri-implantar

O epitélio sulcular peri-implantar partilha propriedades histológicas e topológicas com o epitélio sulcular oral natural. Este epitélio, que faz parte do epitélio marginal intra-implantar, forma um colar à volta do sulco peri-implantar. O epitélio sulcular peri-implantar é queratinizado, semelhante ao epitélio oral, mas também contém grânulos de querato-hialina, indicando uma barreira queratinizada[4,5].

As camadas basais dos epitélios sulculares oral e peri-implantar formam barreiras epiteliais-conectivas gerais, incluindo a membrana basal e os hemidesmossomas, que unem o epitélio ao tecido sub-epitelial. O sulco peri-implantar proporciona uma ligação direta à cavidade oral e actua como passagem de substâncias estranhas para o tecido peri-implantar, de forma semelhante ao sulco oral .[5]

3. Epitélio peri-implantar (PIE)

O PIE, a outra parte do epitélio interno do implante, apresenta caraterísticas únicas e específicas, formando uma interface transmucosa sólida à volta do implante dentário. As caraterísticas topológicas e estruturais do PIE assemelham-se às do epitélio de interface dente-esmalte, o epitélio juncional, sugerindo uma importante função para a região transmucosa ao redor dos implantes dentários no selamento e defesa biológica[4].

4. Tecido conjuntivo peri-implantar

A mucosa peri-implantar saudável é, a nível microscópico, constituída por um núcleo de tecido conjuntivo composto principalmente por fibras de colagénio e elementos matriciais (85%), comparativamente poucos fibroblastos (3%) e unidades vasculares (5%), coberto por um epitélio queratinizado (mucosa mastigatória) ou não queratinizado (mucosa de revestimento), sendo frequentemente coberto por epitélio ortoqueratinizado. Também foi demonstrado que a mucosa peri-implantar cicatrizada na face vestibular media cerca de 3 a 4 mm de altura quando medida da margem da mucosa até a crista do osso peri-implantar. As caraterísticas estruturais da mucosa peri-implantar são derivadas de estudos em animais utilizando modelos caninos [6].

No tecido conjuntivo imediatamente lateral à barreira e ao epitélio sulcular, um plexo delicado de estruturas vasculares, semelhante ao plexo vascular dento-gengival, está consistentemente presente, enquanto a zona de adesão do tecido conjuntivo parece abrigar apenas quantidades limitadas de estruturas vasculares [5,6]

Nos implantes colocados na mucosa mastigatória, os principais feixes de fibras de colagénio estão ancorados na crista óssea e estendem-se numa direção marginal paralela à superfície do dispositivo metálico. A mucosa peri-implantar também apresenta uma orientação circular das fibras, semelhante a uma braçadeira.

Entre a inserção epitelial e o osso marginal existe uma zona de tecido conjuntivo denso. Esta zona de tecido conjuntivo supra-crestal tem uma função importante na manutenção de uma interface estável entre o tecido mole e o implante e como vedante ou barreira para o ambiente oral externo .[6]

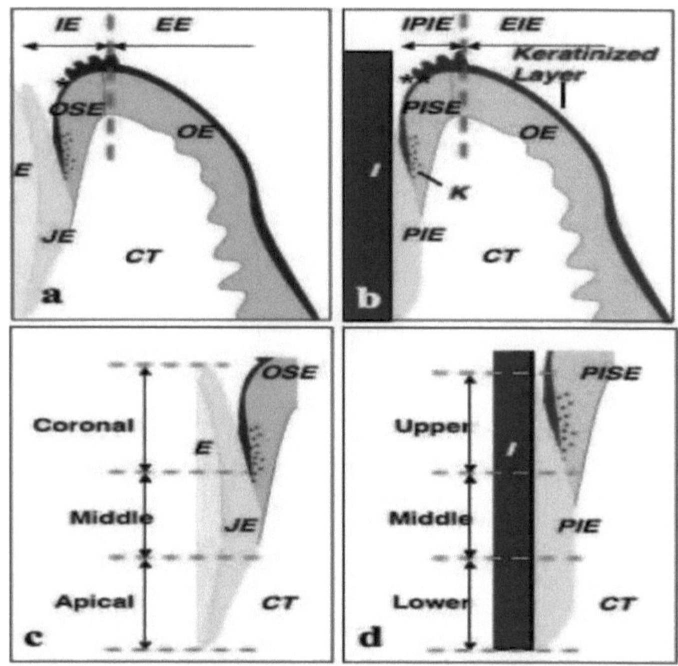

Figura 2: Esquemas da gengiva e da mucosa peri-implantar.

(a) O epitélio gengival pode ser dividido em epitélio oral (OE), epitélio sulcular oral (OSE) e epitélio juncional (JE). O epitélio marginal externo (EE) cobre a gengiva voltada para a cavidade oral, enquanto o epitélio marginal interno (IE) cobre a gengiva voltada para o dente. O espaço (asterisco) entre o esmalte (E) e o epitélio marginal interno é o sulco oral. TC: tecido conjuntivo. (b) Os epitélios na mucosa peri-implantar consistem no epitélio oral, no epitélio sulcular peri-implantar (PISE) e no epitélio peri-implantar (PIE). O epitélio peri-implantar externo (EPIE) está virado para a cavidade oral, enquanto o epitélio peri-implantar interno (IPIE) está virado para o implante. O sulco peri-implantar (asterisco duplo) compreende um espaço estreito entre o epitélio peri-implantar interno e a superfície do implante. (c) O epitélio juncional natural está dividido em três regiões: a região coronal, a região média e a região apical. (d) O PIE também está dividido em três regiões: as regiões superior, média e inferior .[4]

FENÓTIPO PERI IMPLANTE

O fenótipo Peri-Implantar pode ser definido como as caraterísticas morfológicas e dimensionais que caracterizam a apresentação clínica dos tecidos que rodeiam e suportam os implantes osseointegrados. O fenótipo peri-implantar engloba um componente de tecido mole, constituído pela largura da mucosa queratinizada peri-implantar, a espessura da mucosa e a altura do tecido supracrestal, e um componente ósseo, caracterizado pela espessura do osso peri-implantar. Tal como o fenótipo periodontal, o fenótipo peri-implantar é específico do local e pode mudar ao longo do tempo em resposta a factores ambientais .[7]

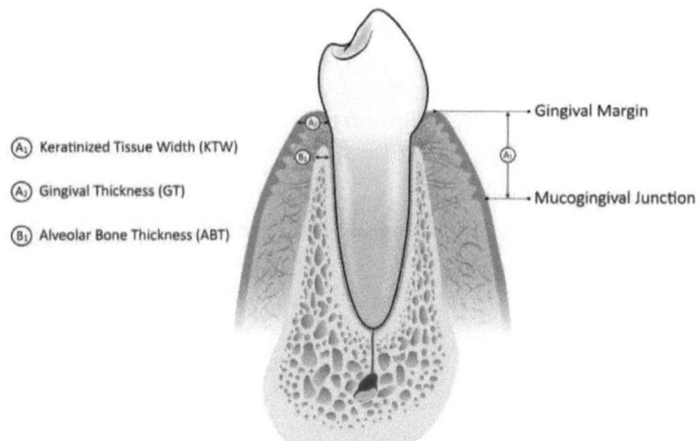

Figura 3: Componentes do fenótipo periodontal[5]

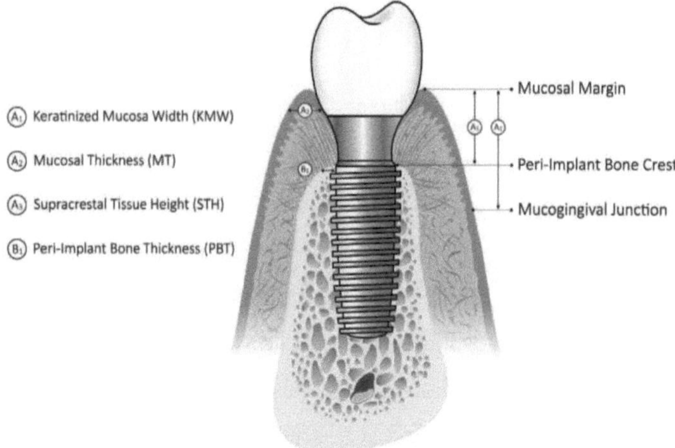

Figura 4: Componentes do fenótipo peri-implantar[5]

PARÂMETROS IMPORTANTES NA DETERMINAÇÃO DA SAÚDE PERI-IMPLANTAR

1.   A posição da papila e da margem gengival

Os factores importantes que influenciam a papila são a largura biológica e a posição do osso da crista a partir do ponto de contacto. A margem gengival é afetada pelo biótipo periodontal, pela largura do osso facial, pelo material e desenho do pilar, pela distância inter-implantar, pela junção implante-pilar, pela desconexão do pilar (uma ou duas fases) e pela técnica cirúrgica adoptada.

Os biótipos periodontais são principalmente classificados como espessos e planos e finos e recortados. A classificação da espessura dos tecidos moles apresenta uma grande variação entre diferentes estudos.

O biótipo fino foi descrito como ≤1,5 e 2 mm por *Chen et al.* *2009*[8] , enquanto o biótipo grosso foi definido como de >1 a 2 mm, ≥1,5 mm por *Bashutski & Wang 2007*[9] ou ≥2 mm por *Claffey & Shanley* *1986* [10].

Suarez Lopez Del Amo et al. 2016[11] numa revisão sistemática descreveram o biótipo fino como < 2 mm. O tecido ósseo foi encontrado para incluir uma mistura de principalmente osso lamelar (46%) e medula óssea (23%) com menos quantidades de tecido fibroso (12%) e osteoide (4%). A medula óssea foi o elemento tecidual dominante na maxila anterior, enquanto o osso lamelar denso caracterizou a porção anterior da mandíbula. A calota cortical era consistentemente composta por osso lamelar e era mais larga na mandíbula do que na maxila (1,8 mm vs. 0,8 mm, respetivamente) e substancialmente mais estreita na maxila anterior do que na mandíbula anterior. espessura como ≥2mm.

Ambos os biótipos tendem a responder de forma diferente à inflamação ou à cirurgia. O biótipo fino é mais propenso à recessão após os procedimentos[12] . O biótipo espesso, por outro lado, é mais estável e resistente à recessão e às manobras protéticas necessárias nos procedimentos da fase dois[13] . Devem ser deixados cerca de 1,8 mm da largura do osso cortical a toda a volta para evitar a perda de osso da crista e a recessão .[14]

Quando a distância vertical do ponto de contacto à crista alveolar é < 5 mm, o preenchimento da papila é quase 100%. Deve ser mantido um mínimo de 3 mm da distância inter-implante para evitar a perda de osso da crista e a subsequente necrose da papila[15,16] Os retalhos de espessura total levam a uma reabsorção óssea inevitável. Aproximadamente, 1 mm da altura e largura alveolares são reabsorvidos até à conclusão da prótese .[17]

Foi sugerido que a quantidade inicial de espessura do tecido mole pode ter um papel crucial no resultado do tratamento com implantes dentários .[18][19] O fenótipo de tecido labial mais espesso está associado a uma placa bucal mais espessa. Esta descoberta fornece aos clínicos um alerta para o facto de poder estar presente uma placa vestibular fina quando um paciente apresenta um fenótipo gengival fino na fase do plano de tratamento. Poderão ser necessários procedimentos cirúrgicos adicionais, ou seja, aumento ósseo, antes ou durante a colocação do implante, para criar qualidade e quantidade óssea suficientes .[8,9]

Embora a importância da espessura da mucosa peri-implantar tenha sido mais enfatizada, a espessura adequada (em mili-metros) para preservar o CBL ainda permanece controversa.

2. importância do tecido queratinizado em redor dos implantes

A redução da altura da crista óssea reduz a distância entre a junção mucogengival (MGJ) e a crista óssea e, consequentemente, reduz as dimensões do tecido queratinizado (KT). O TK consiste num tecido conjuntivo denso, rico em colagénio, revestido por um epitélio queratinizante e a lâmina própria está firmemente ligada ao periósteo do osso[20] . A mucosa de revestimento, por outro lado, é comparativamente pobre em colagénio, coberta por um epitélio não queratinizado, e está ligada aos músculos/periósteo do osso subjacente por colagénio e fibras elásticas. Se os implantes estiverem rodeados por uma largura suficiente de mucosa aderente/queratinizada, o prognóstico a longo prazo destes implantes é melhorado .[19]

Os parâmetros clínicos de inflamação foram mais elevados nos implantes com uma zona estreita (< 2 mm) de KM. Uma faixa de mucosa mais larga (> 2 mm) está associada a uma menor recessão da mucosa e perda de ligação periodontal em comparação com uma faixa estreita (< 2 mm). Verificou-se que a ausência de mucosa queratinizada adequada à volta de implantes que suportam sobredentaduras está associada a uma maior acumulação de placa, inflamação gengival, hemorragia à sondagem e recessão da mucosa[19] . Em pacientes que praticam uma boa higiene oral e recebem uma terapia de manutenção regular dos implantes, os implantes com uma largura reduzida de <2 mm de mucosa queratinizada peri-implantar eram mais propensos à acumulação de placa e hemorragia lingual, bem como à recessão dos tecidos moles vestibulares durante um período de 5 anos.[21]

Uma quantidade inadequada de KT, especialmente com uma higiene oral não óptima, influencia negativamente a manutenção a longo prazo dos tecidos marginais de dentes restaurados e/ou implantes dentários[22] .Uma zona adequadamente queratinizada da mucosa mastigatória para manter a saúde gengival é definida como ≥2 mm de gengiva mastigatória com ≥1 mm de gengiva anexa[23] . A falta de KT e de profundidade vestibular leva a mucosa peri-implantar a estar muito próxima das fibras de fixação muscular. A contração do músculo irá afastar estas fibras, resultando numa quebra do selamento. Isto pode levar a uma tensão crónica nos tecidos, conduzindo à sua rutura. As extensões transmucosas dos implantes podem prender bolos de comida, uma vez que o vestíbulo é pouco profundo, e levar à inflamação dos tecidos. Por isso, é prudente assumir que o tecido queratinizado deve ser criado com técnicas cirúrgicas mucogengivais antes da colocação do implante, se não estiver presente em quantidades adequadas 24.

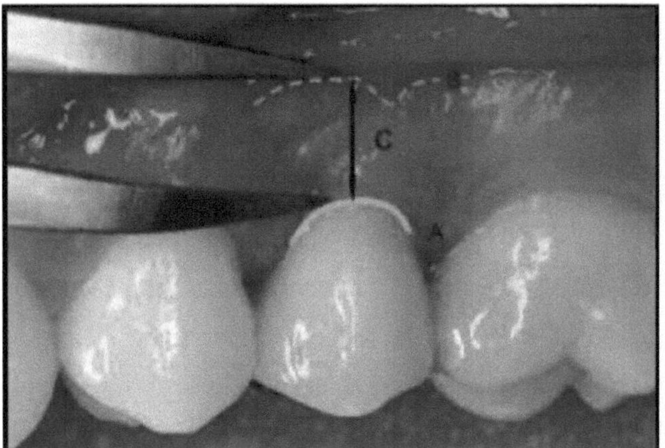

Figura 5: Largura do tecido peri-implantar queratinizado[25]

A importância da mucosa queratinizada periimplantar para a saúde óptima de um implante é ainda controversa[25,26] . A remodelação dos tecidos moles ocorre após a colocação do implante. Ocorre uma deslocação apical da mucosa facial de 0,6 mm nos primeiros 6 meses, com relativamente poucas alterações a partir daí[17] . Assim, em situações que exijam uma dimensão adequada do KT, deve ser contemplado o aumento dos tecidos moles.

3. Influência da espessura da mucosa na integração dos tecidos moles

É necessário um mínimo de 3 mm de mucosa peri-implantar para que se forme uma ligação estável do tecido conjuntivo epitelial. Se não estiver disponível uma dimensão mínima de tecido gengival, pode ocorrer perda óssea para garantir o desenvolvimento correto da largura biológica. A transição da mucosa alveolar para a mucosa peri-implantar é um processo difícil e complexo.

Linkevicious et al 2009[27] num estudo em humanos verificaram que o posicionamento de um implante 2 mm supracrestalmente não impedia a perda óssea crestal se estivessem presentes tecidos gengivais finos no momento da colocação do implante. Os implantes com tecido fino sofreram uma perda óssea adicional inter-proximal, em comparação com o grupo com padrão de tecido espesso, que teve uma perda óssea significativamente menor. Os resultados conclusivos deste estudo foram que, se a espessura inicial do tecido fosse menor (<2,5 mm), poderia levar a uma perda óssea de 1,45 mm no primeiro ano de funcionamento. Em tecidos espessos (>2,5 mm), a recessão óssea marginal pode ser evitada. Se a junção do pilar do implante estiver 2 mm ou mais acima do nível ósseo, ocorrerá uma quantidade negligenciável de perda óssea (cerca de 0,2 mm). O aumento da mucosa fina deve ser considerado antes da colocação do implante

A maturidade do selamento do tecido mole à volta dos implantes promove o aumento da altura da papila em 2 anos, sem qualquer manipulação do tecido mole. A perda da papila do implante é um dos dilemas mais preocupantes na implantologia dentária. O triângulo preto[28] à volta da restauração suportada por implantes causa não só dificuldades fonéticas e impactação alimentar, mas também uma estética desagradável. Os factores que podem afetar a aparência da papila peri-implantar são a altura da crista óssea, a distância interproximal, a forma do dente, a espessura gengival e a largura da gengiva queratinizada.

4. influência da altura da mucosa

Abrahamsson et al 1996[29] sugeriram que é necessária uma determinada largura da mucosa peri-implantar para permitir uma ligação adequada do tecido epitelial-conectivo, designada por largura biológica à volta dos implantes dentários. A largura biológica à volta de um implante dentário é de aproximadamente 3 mm.[30] Se a altura da mucosa peri-implantar for insuficiente para estabelecer esta dimensão fisiológica, ocorrerá reabsorção óssea para permitir a formação de uma fixação estável dos tecidos moles. Assim, a necessidade de altura da mucosa permanece controversa e sugere-se a colocação de implantes com base nas recomendações dos fabricantes para estabelecer a estrutura ideal de tecido mole peri-implantar [29,8]

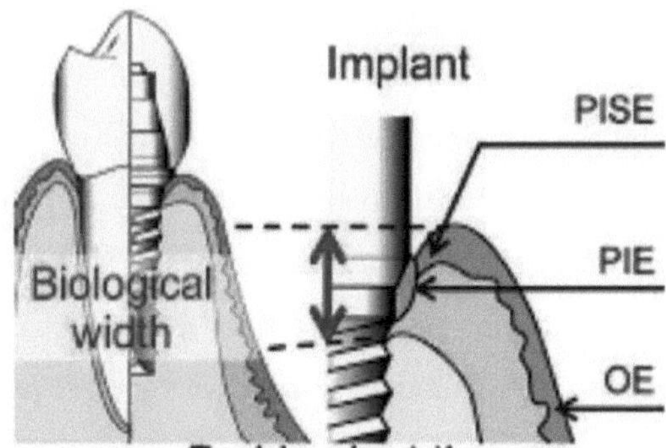

Figura 6: Largura biológica da altura da mucosa à volta dos implantes[26]

SELO BIOLÓGICO

Durante os anos de desenvolvimento, os implantodontistas começaram a reconhecer que, para que os implantes fossem bem sucedidos e sobrevivessem durante longos períodos de tempo no ambiente hostil da cavidade oral, tinha de haver uma selagem biológica eficaz entre o material do implante e os tecidos dos maxilares.

Weinmann et al 1956[2] , teorizaram pela primeira vez o conceito de um "selo" à volta dos implantes dentários que foi mais tarde investigado e elaborado por ***McKinney et al em 1988***.[31]

O termo "selagem biológica" refere-se ao tecido mole em redor de um implante dentário, que constitui uma barreira fisiológica e biológica essencial do ambiente externo. É uma entidade cuja integridade impede que as toxinas originadas na cavidade oral passem através da interface implante-tecido.[31]

Os componentes de um bioseal incluem a célula epitelial com a membrana celular, a lâmina basal fora da membrana celular, que consiste na lâmina lúcida, lâmina densa, sub-lâmina lúcida e os hemidesmossomas na membrana celular, que consistem em densidades periféricas, partículas piramidais, filamentos finos e o corpo linear do implante. O elevado teor de glicosaminoglicanos no corpo linear proporciona a aderência suficiente para formar uma fixação biologicamente ativa e resistente ao trauma na base do sulco regenerado [2,31]

Merbeb et al, em 2017, investigaram este fenómeno de selagem, utilizando uma combinação de microscopia de luz e microscopia eletrónica. Foi demonstrado que o epitélio gengival regenerou uma série de células epiteliais após a cirurgia que eram consistentemente semelhantes às observadas no epitélio crevicular do dente natural e nas zonas epiteliais juncionais[32] e mostrou a presença de hemidesmossomas associados às células epiteliais regeneradas e a presença de uma deposição positiva de oricina na superfície do implante que sugeria a presença de uma estrutura semelhante à cutícula dentária ou à lâmina basal que ajudaria a criar uma ligação positiva entre o epitélio gengival e a superfície do implante, e que este mecanismo se desenvolveu muito rapidamente após a implantação[33].Assim, a presença de um aparelho de fixação gengival com componentes epiteliais semelhantes aos observados à volta dos dentes naturais foi firmemente estabelecida.

Todos os implantes dentários, quer sejam endósteos, transósteos ou subperiosteos, têm de ter uma superestrutura ou porção coronal suportada por um pilar que tem de passar através da submucosa (lâmina própria) e do epitélio escamoso estratificado de cobertura para a cavidade oral. É criada uma ligação fraca na passagem permucosa entre a fixação protética e o suporte ósseo previsto do implante. Esta zona permucosa é a área onde começa a degradação inicial do tecido, que pode resultar numa eventual necrose e destruição do tecido à volta do implante .[33]

O selamento biológico torna-se assim um fator importante e fulcral na longevidade dos implantes dentários. Funciona como uma barreira fisiológica suficientemente eficaz para impedir a entrada de toxinas, placa bacteriana, detritos orais e outras substâncias deletérias na cavidade oral. Todos estes agentes são conhecidos como iniciadores de lesões tecidulares e celulares e devem ser impedidos de aceder ao ambiente interno que fornece suporte ao dispositivo de implante [32,33]

Se o selamento for violado, os tecidos moles adjacentes ficarão inflamados. Segue-se a atividade osteoclástica do tecido duro subjacente e a reabsorção crónica do osso de suporte. Com a perda contínua do osso de suporte, a discrepância encher-se-á de tecido de granulação e o implante tornar-se-á cada vez mais móvel, resultando na entrada de toxinas bacterianas e agentes degenerativos no ambiente interno à volta do implante. Em última análise, ocorrerá uma destruição suficiente para dar origem a uma inflamação supurativa aguda ou a uma inflamação aguda com dor, particularmente aquando da mastigação ou de uma mobilidade extensa que torne impraticável o suporte da prótese dentária. Se se permitir que os processos degenerativos progridam até este ponto, o único tratamento eficaz é a remoção do implante e o desbridamento da lesão. Além disso, se for perdido osso suficiente devido a este procedimento destrutivo, o suporte subsequente de implantes adicionais ou de outros dispositivos de restauração pode ficar seriamente comprometido.[32,33]

TECIDO DURO À VOLTA DOS IMPLANTES

Tecido ósseo no rebordo desdentado

Osteointegração

O termo Osseointegração foi cunhado por *Brânemark et al em 1968*[34] e foi descrito como o contacto osso-implante ao nível do microscópio de luz. Mais tarde, Albrektsson e Sennerby[35] definiram a osteointegração como "uma ligação funcional e estrutural direta entre o osso vivo e a superfície de um implante de suporte de carga".

Em experiências com animais realizadas por *Berglundh et al em 2003*[36] foi descrito o processo de cicatrização de tecidos duros em torno de implantes feitos de titânio comercial. O dispositivo individual tinha a forma de um parafuso sólido com uma configuração de superfície modificada e invaginações em forma de U (câmaras de ferida) que permitiam o crescimento do osso. As câmaras da ferida foram inicialmente ocupadas por um coágulo que, após 4 dias, foi substituído por tecido de granulação que continha células inflamatórias e também numerosas células mesenquimatosas e vasos recém-formados. Após cerca de uma semana de cicatrização, surgiram projecções semelhantes a dedos de tecido ósseo à volta das estruturas vasculares no centro das câmaras e também em contacto direto com pequenas áreas do implante.

Após 2 a 4 semanas, as câmaras estavam preenchidas com osso tecido que se estendia desde o osso antigo até à superfície do dispositivo de titânio.

No intervalo de 6 a 12 semanas, o osso tecido foi substituído por osso lamelar e a medula óssea e o contacto osso-implante foram estabelecidos. No final da experiência, cerca de 60% da superfície do implante moderadamente rugosa estava ocupada com osso mineralizado e o contacto marginal osso-implante estava localizado a cerca de 0,3 mm do nível do pilar/implante. Estudos pré-clínicos adicionais[38,37] confirmaram que as superfícies rugosas aumentam a formação óssea precoce e o contacto osso-implante. Os resultados de estudos realizados no homem[39-44] confirmaram os resultados obtidos em animais, documentando que a quantidade de contacto direto osso (tecido mineralizado) - implante era de cerca de 60% da circunferência do dispositivo implantado, após um período de cicatrização de 6 semanas a 3 meses.

Inovações recentes na tecnologia de implantes dentários para melhorar a osteointegração[45]

1. Utilização de planeamento de tratamentos radiográficos assistidos por computador e fabrico de guias cirúrgicos utilizando software avançado de conceção e fabrico assistido por computador

2. Superfícies de implantes com propriedades hidrofílicas que promovem a osteocondução de novo crescimento ósseo

3. Utilização de factores de crescimento humano recombinantes

na superfície do implante ou como parte da colocação4. Modificações químicas da superfície para acelerar o crescimento ósseo (superfície de óxido de titânio modificada com flúor)

MORFOLOGIA ÓSSEA PERI-IMPLANTAR

1. Influência do volume ósseo e da densidade óssea

Em implantologia, são utilizadas principalmente duas classificações para determinar a densidade e as caraterísticas do osso: *Misch*[46] *e Lekholm* e *Zarb*.[47]

Misch divide o osso em quatro grupos, de acordo com as caraterísticas do osso cortical e do osso trabecular, que o compõem. O osso cortical pode ser denso, poroso, fino, espesso ou ausente. O osso trabecular pode ser grosseiro ou fino.

As classes são identificadas como D1, D2, D3 e D4, respetivamente:

 D1 - Osso cortical denso

 D2 - Osso cortical poroso e trabecular grosseiro

 D3 - Cortical poroso (fino) e trabecular fino

 osso D4 - osso trabecular fino

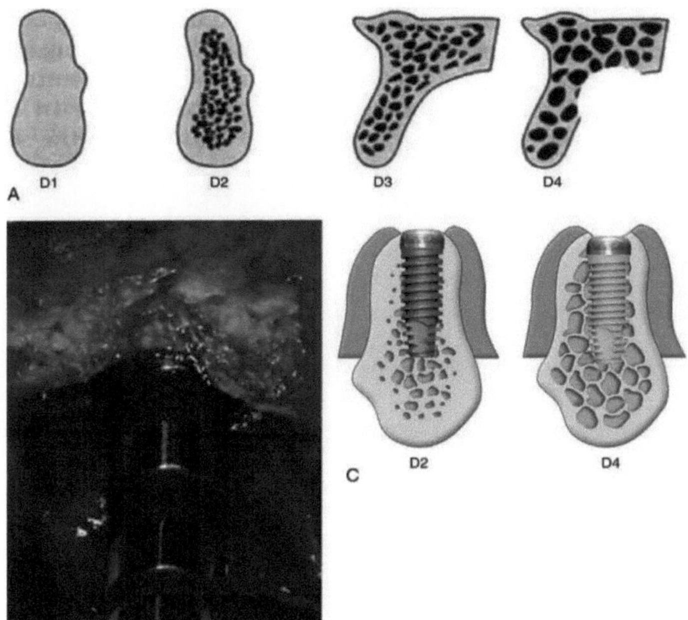

Figura 7: Classificação da densidade e das caraterísticas do osso[46]

De acordo com *Lekholm e Zarb*[47] classificou os seguintes quatro tipos de morfologia óssea;

Tipo I - todo o osso é composto por osso cortical muito espesso

Tipo II - uma camada espessa de osso cortical rodeia um núcleo de osso trabecular denso;

Tipo III - uma fina camada de osso cortical envolve um núcleo de osso trabecular de boa resistência

Tipo IV - camada muito fina de osso cortical com osso trabecular de baixa densidade
de má qualidade

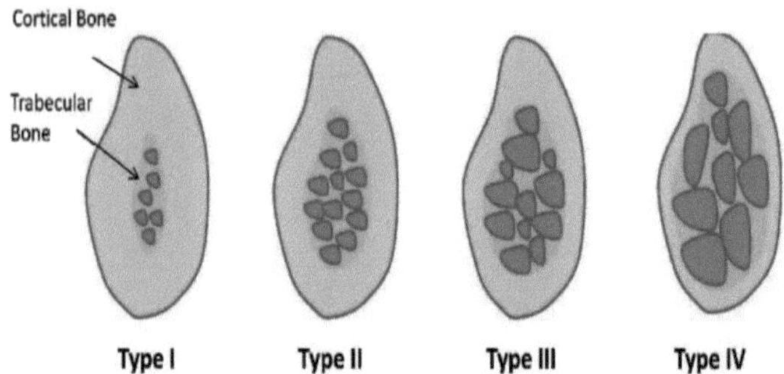

Figura - 9 Classificação dos quatro tipos de morfologia óssea[47]

2. Influência da espessura do osso cortical na estabilidade primária

Foi estabelecido num estudo experimental que o aumento da espessura do osso cortical e da densidade do osso esponjoso está associado ao aumento do coeficiente do contacto 3D osso-implante. Foi encontrada uma forte correlação linear entre o contacto osso-implante no osso cortical e a estabilidade primária dos implantes .[29]

Wang et al, em 2015[32] , observaram a influência do desenho do implante e da qualidade do osso nos valores de torque de inserção, energia de inserção e ISQ, monitorizando a alteração em IT e ISQ, enquanto os implantes eram colocados em blocos de osso artificial simulando uma qualidade óssea pobre ou pobre a média. Concluíram que o osso cortical e o desenho do implante têm um impacto mais significativo na dinâmica do binário em comparação com o seu impacto no ISQ. Afirmaram também que alguns desenhos de implantes são mais adequados se for necessário um binário de inserção elevado em osso de fraca qualidade.

3. Influência da área anatómica na estabilidade primária

Avaliando o impacto da área recetora na estabilidade primária, a distribuição relativa das classes ósseas no maxilar superior e inferior deve ser considerada: o tipo de osso D1 está quase ausente no maxilar superior, enquanto muitas vezes pode ser encontrado o tipo de osso D3, que em alguns casos também ocorre no maxilar inferior. [36] O osso D4 pode ser encontrado muito raramente no maxilar inferior, ocorrendo em áreas após procedimentos de aumento. Para o maxilar inferior, o mais caraterístico é o osso D2, sendo que alguns autores consideram que o tipo ósseo D4 está associado à menor taxa de sucesso dos implantes nele colocados [37,38].

Monje et al 2005[41] investigaram o efeito da localização do implante na sua estabilidade primária e no período de cicatrização após 4 meses. Foi descrita uma maior estabilidade primária no maxilar inferior em comparação com o maxilar superior. Após 4 meses, a estabilidade no maxilar inferior manteve-se mais elevada do que no maxilar superior.

Seong et al, em 2019[42], compararam a estabilidade primária de implantes colocados em diferentes áreas anatómicas nos maxilares de cadáveres humanos frescos e concluíram que os implantes mandibulares tinham uma estabilidade primária significativamente mais elevada do que os implantes maxilares; os implantes colocados na área posterior do maxilar superior são os menos estáveis.

Alteração do nível ósseo da crista

Após a instalação e carga do implante, ocorre a modelação do osso e, durante este processo, perde-se alguma altura da crista óssea. Estudos efectuados em animais demonstraram que a localização da interface implante-pilar (microgap) determina a quantidade desta perda óssea marginal inicial.[25-28]

Fases da cicatrização óssea após a colocação do implante:

Misch[34] propôs as seguintes fases de cicatrização óssea após a colocação de implantes,

Fase osteofílica

- Quando um implante é colocado no espaço da medula esponjosa, o sangue está inicialmente presente entre o implante e o osso.
- A ossificação também começa durante a primeira semana e a resposta inicial observada é a migração de osteoblastos do osso trabecular, que pode ser devida à libertação de BMPs.
- A fase osteofílica dura cerca de 1 mês.

Fase osteocondutora

- Quando atingem o implante, as células ósseas espalham-se ao longo da superfície metálica, depositando osteoide.
- Inicialmente, trata-se de uma matriz de tecido conjuntivo imaturo e o osso depositado é uma fina camada de osso tecido, denominada placa do pé.
- O calo fibro-cartilaginoso acaba por se remodelar em calo ósseo,

processo que ocorre durante os 3 meses seguintes.

* Quatro meses após a colocação do implante, a superfície máxima
é coberta por osso.

Fase osteoadaptativa

* A fase final começa aproximadamente 4 meses após a colocação
do implante.

* Uma vez carregados, os implantes não ganham nem perdem
contacto ósseo, mas as placas dos pés engrossam em resposta e
pode observar-se alguma reorientação do padrão vascular.

* O osso enxertado integra-se no implante num grau mais elevado
do que o osso natural do hospedeiro.

* Para obter resultados óptimos, recomenda-se um período de
osseointegração de 4 meses para implantes em osso de enxerto e
de 4 a 8 meses para implantes colocados em osso normal.

Factores que determinam a osteointegração de um implante ósseo

Fitzgerald e *Kuroshima em 2007*[47] *propuseram* os seguintes
factores que determinam o processo de osteointegração,

Caraterísticas do implante.

1. **Geometria do implante**:

* Área de superfície disponível para a transferência de tensões e
para a estabilidade primária do implante.

* Um implante roscado oferece uma maior área de superfície

funcional do que os implantes cilíndricos ou cónicos de lado liso, limitando o microambiente durante a cicatrização da ferida. As ranhuras orientadas a +60° (para baixo) em relação ao eixo longo do implante atraem densidades mais elevadas

de osteócitos na área peri-implantar.

2. Largura e comprimento do implante:

Quanto maiores forem as dimensões de um implante, maior é a área de superfície fornecida para a osseointegração.

3. Microdesign de implantes:

A modificação da superfície dos implantes é realizada para obter uma superfície biocompatível e bioactiva.

O titânio comercialmente puro tem sido o material padrão para implantes endósseos. É altamente reativo e forma uma camada de passivação de óxidos de titânio compatível com os tecidos sem se incorporar.

Outros tratamentos incluem

- Jato de areia com óxido de alumínio ou óxido de titânio
- Superfície de titânio pulverizada por plasma
- Técnica dupla de ataque ácido (jato de areia e ataque ácido, conhecida como superfície de implante de jato de areia, grão grande e ataque ácido (SLA))
- Anodização da superfície,
- Tratamento com laser, e

- Revestimentos de fosfato tricálcico
- Revestimentos de hidroxiapatite

4. Caraterísticas dos ossos

Densidade óssea

Outros factores de dissuasão do osso do hospedeiro incluem a história de tabagismo ou condições sistémicas como a diabetes mellitus ou a hipertensão.

5. Factores intra-operatórios.

Restringir o dano tecidular a um volume mínimo e manter as temperaturas do osso abaixo dos níveis perigosos com perfuração cirúrgica a baixa velocidade são essenciais para evitar a necrose óssea inadvertida.

6. Carregamento de implantes.

É possível obter uma osseointegração suficiente com uma estabilidade primária do implante bem estabelecida.

Avaliação da osteointegração

1. Radiografias:

A técnica de imagiologia por radiação síncrotron forneceu detalhes mais finos do contacto ósseo do que a CBCT ou as radiografias dentárias de rotina.

2. Avaliação clínica.

Os testes utilizados na prática clínica são invasivos ou não invasivos.

i. Testes invasivos:

o O **teste tensional,** que envolve a separação da placa de implante do osso de suporte, era um dos testes invasivos utilizados no passado. Mais tarde, Branemark testou a osteointegração aplicando uma carga lateral à estrutura do implante

o O teste de **pressão ou tração**, que avalia a resistência e a rigidez na interface osso-implante através da aplicação de uma carga paralela à interface, só é aplicável a implantes cilíndricos não roscados e depende da técnica.

o O **teste de binário inverso**, para avaliar a estabilidade secundária, pode rodar os implantes e destruir a interface osso-implante quando o binário é aplicado.

ii. Métodos não invasivos

o **Os valores de torque de inserção** podem ser utilizados para avaliar a qualidade do osso em várias partes do maxilar durante a colocação do implante,

o O **teste de percussão** utilizando um instrumento metálico, baseado na ciência da vibração, acústica e resposta ao impacto, pode avaliar a osteointegração, com um som claro "cristalino" indicativo de uma osteointegração bem sucedida e um som baço expressivo de outra forma..,

o **Análise de frequência de ressonância**[46] , mede as densidades ósseas em diferentes pontos do tempo utilizando vibrações e o princípio da análise estrutural.

Assim, a redução da crista óssea que ocorre nesta fase de cicatrização varia aparentemente de marca para marca e parece estar relacionada com o desenho do sistema de implantes utilizado.[39-41] Após este período inicial, cerca de 75% dos implantes não registam qualquer perda óssea adicional, ocorrendo a osteointegração. A maioria dos locais de implantes que apresentam uma perda óssea crestal > 1 mm parece estar associada a inflamação dos tecidos moles, embora alguns locais possam ter uma mucosa peri-implantar aparentemente saudável.[46]

PRINCIPAIS DIFERENÇAS ENTRE OS TECIDOS PERI-IMPLANTARES E PERIODONTAIS SAUDÁVEIS

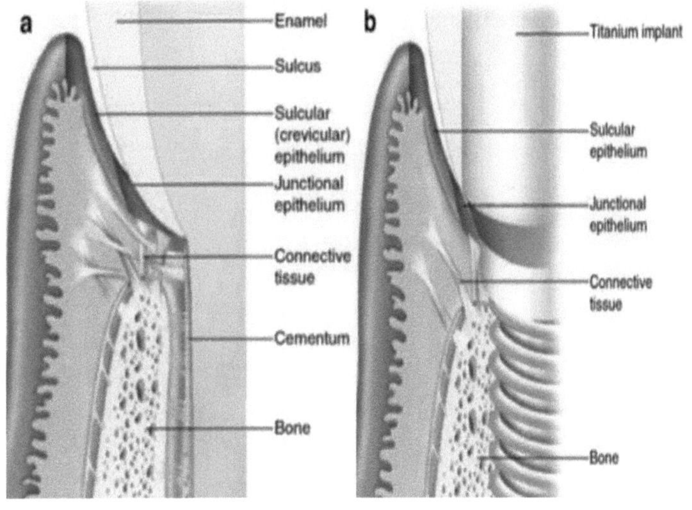

O dispositivo de implante carece de estruturas caraterísticas do dente, tais como o cemento radicular, o ligamento periodontal e o feixe ósseo (osso alveolar propriamente dito).[44] Os feixes de fibras dento-alveolares e dento-gengivais ligam os tecidos moles ao dente (cemento radicular), enquanto que nos tecidos peri-implantares não são visíveis feixes de fibras deste tipo.

Em locais periodontalmente saudáveis, a margem da gengiva segue o contorno da junção cemento-esmalte, enquanto que num local de implante correspondente, a margem da mucosa segue o contorno da crista óssea (implantes múltiplos) ou relaciona-se com a adesão do tecido conjuntivo nos dentes adjacentes (implantes únicos). O dente é móvel dentro do seu alvéolo, enquanto o implante está rigidamente ancorado (anquilosado) ao osso hospedeiro circundante. [45]

Quadro 1: Os dentes são diferentes dos implantes dentários, tanto a nível micro como microscópico[46]

	TEETH	DENTAL IMPLANT
Periodontal fibers	Insert into cementum on the root surfaces of natural teeth,perpendicular 13 groups	Extend parallel to the surface of the implant and/or abutment 2 groups
Connection	Periodontal ligaments	Osseointegration
Junctional epithelium	Hemidesmosomes and basal lamina(lamina lucida and lamina densa)	Hemidesmosomes and basal lamina(lamina lucida and lamina densa and sub lamina lucida zone)
Connective tissue	Lower percentage of collagen fibers Higher percentage of cells More vascular	Higher percentage of collagen fibers Lower percentage of fibroblasts. Looks very similar to a scar tissue Less vascular
Blood supply to surrounding gingivae	Three different sources (the periodontal ligament space, the interdental bone, and the supraperiosteal region)	Two different sources (the supraperiosteal vessels and a few vessels from the bone)
Periodontal ligament Space	Present	Absent
Resistance to mechanical and microbiological insults	More resistant	Less resistant
Biological width (BW)	JE: 0.97–1.14 mm CT: 0.77–1.07 mm BW: 2.04–2.91 mm	JE: 1.88 mm CT: 1.05 mm BW: 3.08 mm
Sulcus depth	$\leq$ 3 mm when healthy	Could be >3 mm depending on multiple factors
Proprioception	Periodontal mechanoreceptors	Osseoperception
Hard tissue interface	Resilient coneection	Rigid connection
Tactile sensitivity	High	Low
Axial mobility	25–100 μm	3–5 μm
Fulcrum when lateral force applied	Apical third of the root	Crestal bone
Possible relief	Pressure absorption, distribution	Pressure concentration on the crestal bone

REFERÊNCIAS

1. Berglundh T, Abrahamsson I, Welander M, Lang NP, Lindhe J. Morfogénese da mucosa peri-implantar: um estudo experimental em cães. Clin Oral Implants Res. 2007;18:1- 76.

2. Weinmann JP, Meyer Tipos de queratinização na gengiva humana. J Invest Derm .1956;32: 87-94.

3. Ikeda H, Shiraiwa M, Yamaza T, Yoshinari M, Kido MA, Ayukawa Y, Inoue T, Koyano K, Tanaka . Diferença na penetração do traçador de peroxidase de rábano como substância estranha no epitélio periimplantar ou no epitélio juncional de gengivas de rato 251 □. Clin Oral Implant Res;2002; 13:243

4. Albrektsson T, Sennerby L. Estado da arte em implantes orais. J Clin Periodontol. 1991;18:474-481.

5. Schroeder HE, Listgarten MA Os tecidos gengivais: a arquitetura da proteção periodontal. Periodontologia 2000.1997; 13:91.

6. Abrahamsson I, Berglundh T, Lindhe J. A barreira mucosa após a desconexão/reconexão do pilar. Um estudo experimental em cães. J Clin Periodontol. 1997;24:568-572.

7. Avila-Ortiz G, Gonzalez-Martin O, Couso-Queiruga E, Wang HL. O fenótipo peri-implantar.

8. Chen, S.T., Darby, I.B., Reynolds, E.C. & Clement, J.G. (2009) Colocação imediata de implantes após a extração sem elevação do

retalho. Jornal de Periodontologia 80: 163-172.

9. Jill D. Bashutski, DDS,* e Hom-Lay Wang, DDS, MSD. Complicações estéticas comuns dos implantes, Implantologia / volume 16, número 4 2007.

10. Claffey, N. & Shanley, D. (1986) Relação entre a espessura gengival e a hemorragia e a perda de inserção à sondagem em locais pouco profundos após terapia periodontal não cirúrgica. Journal of Clinical Periodontology 13: 654-657. 3.

11. Fernando Suárez-López del Amo1, Shan-Huey Yu1, Hom-Lay Wang. Terapia Não-Cirúrgica para Doenças Peri-Implantares: Uma revisão sistemática. J Oral Maxillofac Res 2016;7(3):e13.

12. Maynard Jr JG, Wilson RD. Dimensões fisiológicas do periodonto importantes para o dentista restaurador. Jornal de Periodontologia. 1979 Abr 1;50(4):170-4.

13. Kan JY, Rungcharassaeng K, Umezu K, Kois JC. Dimensões da mucosa periimplantar: uma avaliação de implantes unitários anteriores maxilares em humanos. Journal of periodontology. 2003 Abr;74(4):557-62.

1 4.Spray JR, Black CG, Morris HF, Ochi S. A influência da espessura do osso na resposta do osso marginal facial: colocação na fase 1 até à descoberta na fase 2. Anais de periodontologia. 2000 Dec;5(1): 119-28.

15. Tarnow D, Cho SC, Wallace SS. O efeito da distância inter-

implantar na altura da crista óssea inter-implantar. Jornal de periodontologia. 2000 Abr;71(4):546-9.

16. Tarnow DP, Magner AW, Fletcher P. O efeito da distância do ponto de contacto à crista óssea na presença ou ausência da papila dentária interproximal. Journal of periodontology. 1992

Dez;63(12):995-6.

17. Cardaropoli G, Lekholm U, Wennstrom JL. Alterações tecidulares em próteses dentárias unitárias suportadas por implantes: um estudo clínico prospetivo de 1 ano. Clinical Oral Implants Research. 2006 Abr;17(2):165- 71.

18. Zigdon H, Machtei EE. As dimensões da mucosa queratinizada à volta dos implantes afectam os parâmetros clínicos e imunológicos. Clin Oral Implants Res 2008;19:387-392.

19. Adibrad M, Shahabuei M, Sahabi M. Importância da largura da mucosa queratinizada no estado de saúde do tecido de suporte à volta de implantes que suportam sobredentaduras. J Oral Implantol 2009;35:232-237.

20. Ten Cate AR. Oral histology: development, structure, and function. St. Louis; Toronto: Mosby; 1998.

21. Schrott AR, Jimenez M, Hwang JW, Fiorellini J, Weber HP. Avaliação de cinco anos da influência da mucosa queratinizada na saúde e estabilidade dos tecidos moles peri-implantares à volta de implantes que suportam próteses fixas mandibulares de arco

completo. Clinical oral implants research. 2009 Oct;20(10):1170-7.

22. Thoma DS, Buranawat B, Hammerle CH, Held U, Jung RE. Eficácia do aumento de tecidos moles à volta de implantes dentários e em áreas parcialmente edêntulas: uma revisão sistemática. J Clin Periodontol. 2014;41(Suppl. 15):S77-91.

23. Chung DM, Oh TJ, Shotwell JL, Misch CE, Wang HL. Significância da mucosa queratinizada na manutenção de implantes dentários com diferentes superfícies. Journal of periodontology. 2006 Aug;77(8):1410-20.

24. Wennstrom JL, Derks J. Existe necessidade de mucosa queratinizada à volta dos implantes para manter a saúde e a estabilidade dos tecidos? Investigação clínica sobre implantes orais. 2012 Oct;23:136-46.

25. Karring T, Ostergaard E, Loe H. Conservação de tecido especificamente após transplante heterotópico de gengiva e mucosa alveolar. Journal of Periodontal Research. 1971 Aug;6(4):282-93.

26. Wennstrom J, Lindhe J. Role of attached gingiva for maintenance of periodontal health: healing following excisional and grafting procedures in dogs. Journal of clinical periodontology. 1983 Abr;10(2):206-21.

27. Linkevicius T, Apse P. Influência do material do pilar na estabilidade dos tecidos peri-implantares: uma revisão sistemática. International Journal of Oral & Maxillofacial Implants. 2008 Jun

1;23(3).

28. Chow YC, Wang HL. Factores e técnicas que influenciam as papilas peri-implantares. Implantodontia. 2010 Jun 1;19(3):208-19.

29. Abrahamsson, I., Berglundh, T, WennstrOm, J, & Lindhe, J.Os tecidos moles e duros periimplantares em diferentes sistemas de implantes, um estudo comparativo no cão. Clin Oral Impl Res 1996:7:212-219.

30. Cosyn J, Hooghe N, De Bruyn H. Uma revisão sistemática sobre a frequência de recessão avançada após tratamento com implantes imediatos unitários. Jornal de periodontologia clínica. 2012 Jun;39(6):582-9.

31. McKinney R, James RA: Tecidos que rodeiam os implantes dentários. Em Misch CE, Contemporary implant dentistry, St Louis, Mosby 1993:369-86.

32. Cochran DL, Hermann JS, Schenk RK, Higginbottom FL, Buser D.

Largura biológica à volta de implantes de titânio. Uma análise histométrica da junção implanto-gengival em redor de implantes sem carga e com carga não submersa na mandíbula do canino. J Periodontol 1997;68:186-98.

33. Abrahamsson I, Berglundh T, Glantz PO, Lindhe J. A fixação da mucosa em diferentes pilares. Um estudo experimental em cães. J Clin Periodontol 1998;25:721-7.

34. Branemark PI, Adell R, Breine U, Hansson BO, Lindstrom J, Ohlsson A. Ancoragem intra-óssea de próteses dentárias. I. Estudos experimentais. Scand J Plast Reconstr Surg. 1969;3(2):81-100.

35. Albrektsson T, Sennerby L. Ancoragem óssea direta de implantes orais: considerações clínicas e experimentais sobre o conceito de osseointegração. International Journal of Prosthodontics. 1990 Jan 1;3(1). 91.

36. Berglundh T, Abrahamsson I, Lang NP, Lindhe J. Formação de osso alveolar de novo adjacente a implantes endósseos. Clin Oral Implants Res. 2003; 14: 251-262.

37. Cochran DL, Schenk RK, Lussi A, Higginbottom FL, Buser D. Resposta óssea a implantes de titânio sem carga e com carga com uma superfície jacteada e gravada com ácido: um estudo histométrico na mandíbula canina. J Biomed Mater Res. 1998;40:1-11.

38. Buser D, Broggini N, Wieland M, et al. Melhoria da aposição óssea a uma superfície de titânio SLA quimicamente modificada. J Dent Res.2004;83:529- 533.

39. Jensen OT, Sennerby L. Análise histológica de microimplantes de titânio recuperados clinicamente e colocados em conjunto com o aumento do pavimento do seio maxilar. Int J Oral Maxillofac Implants. 1998;13:513-521.

40. Ivanoff CJ, Hallgren C, Widmark G, Sennerby L, Wennerberg A.

Avaliação histológica da integração óssea de microimplantes de titânio jateados e torneados com TiO(2) em humanos. Clin Oral Implants Res.2001;12:128-134.

41. Bosshardt DD, Salvi GE, Huynh-Ba G, Ivanovski S, Donos N, Lang NP. O papel dos detritos ósseos na cicatrização precoce adjacente a superfícies de implantes hidrofílicos e hidrofóbicos no homem. Clin Oral Implants Res. 2011;22:357-364.

42. Lang NP, Salvi GE, Huynh-Ba G, Ivanovski S, Donos N, Bosshardt DD. Osseointegração precoce em superfícies de implantes hidrofílicos e hidrofóbicos em humanos. Clin Oral Implants Res.2011;22:349-356.

43. Cecchinato D, Bressan EA, Toia M, Araújo MG, Liljenberg B, Lindhe J. Osseointegração em indivíduos susceptíveis à periodontite. Clin Oral Implants Res. 2012;23:1-4.

44. Donati M, Botticelli D, La Scala V, Tomasi C, Berglundh T. Efeito da carga funcional imediata na osseointegração de implantes utilizados para a substituição de um único dente. Um estudo histológico humano. Clin Oral Implants Res. 2013;24:738-745.

45. Palombo, D. , Rahmati, M. , Vignoletti, F. , Sanz-Esporrin, J. , Haugen, H. J. , & Sanz, M. (2021). Cicatrização de tecidos duros e moles em torno de implantes com uma configuração de pescoço de implante modificada: Uma investigação pré-clínica experimental in vivo. Clinical Oral Implants Research, 32, 11271141.

46. Reem Atout1, Nader Hamdan, Ioannis Tsourounakis. Introdução à

compreensão dos princípios básicos dos dentes vs. implantes dentários: Semelhanças e diferenças, POCKET DENTISTRY

CAPÍTULO 3: TERAPIA CIRÚRGICA MINIMAMENTE INVASIVA - UMA VISÃO GERAL

A cirurgia minimamente invasiva (MIS) é uma técnica cirúrgica que minimiza a reflexão do retalho e o traumatismo dos tecidos, resultando na estabilidade do coágulo sanguíneo no local da ferida através da manutenção do fornecimento de sangue crítico e, consequentemente, reduzindo a retração pós-operatória ao longo do tempo.

Foi definida em termos gerais por **Daniel RK**[1] como uma técnica cirúrgica efectuada sob a ampliação proporcionada pelo microscópio operatório.

A cirurgia minimamente invasiva é definida por **Shanelec**[2] como "aperfeiçoamentos das técnicas cirúrgicas básicas existentes que são possíveis graças à utilização de um microscópio cirúrgico e à subsequente melhoria da acuidade visual

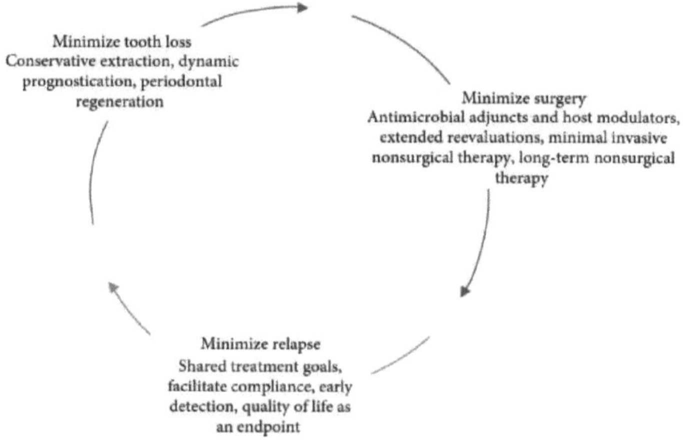

Figura 1: Componentes da cirurgia minimamente invasiva[2]

A filosofia de tratamento da microcirurgia minimamente invasiva

incorpora três princípios :[3]

1. Melhorar a capacidade cirúrgica através da melhoria das capacidades motoras.

2. Aposição primária exacta do bordo da ferida através do encerramento passivo da ferida.

3. Aplicação de micro-instrumentos cirúrgicos e suturas para reduzir o traumatismo dos tecidos

Os implantes convencionais introduzidos pela Brânemark utilizam o conceito de osseointegração óssea para unir o implante colocado ao osso. Este processo requer frequentemente um processo de cicatrização de vários meses após a colocação do implante. Com a tecnologia da medicina dentária minimamente invasiva, em que o tempo de osseointegração é essencialmente minimizado, os pacientes podem receber tratamentos mais recentes, mais rápidos e minimamente invasivos, ultrapassando as deficiências dos processos mais antigos.

INCONVENIENTES DA CIRURGIA CONVENCIONAL DE IMPLANTES DENTÁRIOS[4]

* Utilizado para restauração de uma ou várias unidades em tecido ósseo adequado.

* A formação de uma interface direta entre um implante e o osso, sem intervir nos tecidos moles.

* Carregamento diferido 3-6 meses

* São frequentemente necessárias intervenções cirúrgicas mais complexas, repartidas por 2 ou 3 sessões em 3-6 meses. É necessária uma vasta gama de dispositivos para a colocação de implantes de duas peças.

* São caros

* Existe uma gama limitada de tamanhos e modelos disponíveis

* Não é adequado para doentes diabéticos não controlados, fumadores crónicos e doentes com periodontite com mau prognóstico.

* Osso alveolar crestal, o osso tem menos qualidade e é mais suscetível de reabsorção

* Requer procedimentos mais complexos e tempo de assistência

* Questões médico-legais - a capacidade de justificar a utilização de uma técnica sem retalho se ocorrerem complicações ou um tratamento sub-ótimo/fracasso, em especial se uma técnica de retalho cirúrgico convencional tivesse atenuado esses problemas.

HISTORIAL DE TERAPÊUTICA CIRÚRGICA MINIMAMENTE INVASIVA (NEVOEIRO)

Foram propostas abordagens cirúrgicas específicas para preservar os tecidos moles e alcançar um fecho primário estável da ferida, de modo a selar a área de regeneração do ambiente oral. A microcirurgia revolucionou a cirurgia plástica e a cirurgia de transplante foi desenvolvida principalmente pelos neurocirurgiões *Jacobsen & Suarez em 1960.*[5]

Wickham e Fitzpatric[6] *em 1990* descreveram as técnicas de utilização de incisões mais pequenas como "cirurgia minimamente invasiva".

Hunter e Sackier, em 1993[7], aperfeiçoam o conceito de cirurgia minimamente invasiva e descrevem a abordagem cirúrgica como "a capacidade de miniaturizar os nossos olhos e estender as nossas mãos para efetuar operações microscópicas e macroscópicas em locais que anteriormente só podiam ser alcançados através de grandes incisões".

Shanelec e Tibbetts[8] *em 1994* apresentaram um curso de formação contínua sobre microcirurgia periodontal na reunião anual da Academia Americana de Periodontologia, o que levou ao desenvolvimento de centros dedicados ao ensino da microcirurgia periodontal.

Belcher em 2001[9] resumiu os benefícios e as potenciais utilizações do microscópio cirúrgico na terapia periodontal.

Cortellini e Tonetti[10] *em 2007* propuseram a Técnica Cirúrgica Minimamente Invasiva (MIST).

Um estudo prospetivo a longo prazo realizado por *Harrel, Wilson, & Nunn 2010*[11] relatou um estudo em dois centros de 160 locais onde o MIS foi utilizado para colocar mais ênfase na estabilidade da ferida e do coágulo sanguíneo e no encerramento primário da ferida para proteção do coágulo sanguíneo.

Cortellini e Tonetti[12] , em *2009*, improvisaram-na mais tarde, incorporando o conceito de disponibilização de espaço para regeneração com a Técnica Cirúrgica Minimamente Invasiva Modificada (M-MIST).

REFERÊNCIAS

1. Shenelec DA.Microcirurgia periodontal. J Esthet Rest Dent.2003; 15: 402-408.

2. Daniel RK. Microcirurgia: Through the looking glass. N Engl J Med 1979; 300:1251-7.

3. Balakrishnan A, Arunachalam LT, Sudhakar U. Minimally invasive surgery in periodontics-A review. IP Int. J. Periodontol. Implantol. 2019;4:130-7.

4. Pisoni L, Ordesi P, Siervo P, Bianchi AE, Persia M, Siervo S. Cirurgia de implantes dentários sem retalho versus tradicional: Avaliação a longo prazo da reabsorção óssea da crista. Jornal de Cirurgia Oral e Maxilofacial. 2016 Jul 1;74(7):1354-9.

5. Jacobson JH, Wallman LJ, Schumacher GA, Flanagan M, Suarez EL, Donaghy RP. Microcirurgia como auxílio à endarterectomia da artéria cerebral média. Journal of neurosurgery. 1962 Feb 1;19(2):108-15.

6. Fitzpatrick JM, Wickham JE. Cirurgia minimamente invasiva Br J Surg. 1990;77:721-2

7. Hunter JG, Sackier JM. Minimally invasive high tech surgery; into the 21st century In: Minimally Invasive Surgery. 1993 New York McGraw-Hill:3-6.

8. Tibbetts LS, Shanelec D. Microcirurgia periodontal Dent Clin North Am. 1998;42:339-59.

9. Belcher JM. Uma perspetiva da microcirurgia periodontal. Int JPeriodontics Restorative Dent. 2001;21(2): 191-196.

10. Cortellini P, Tonetti MS. Uma técnica cirúrgica minimamente invasiva com um derivado da matriz de esmalte no tratamento regenerativo de defeitos intra-ósseos: Uma nova abordagem para limitar a morbilidade J Clin Periodontol. 2007;34:87-93.

11. Harrel SK, Wilson TG, Nunn ME. Avaliação prospetiva da utilização de proteínas da matriz do esmalte com cirurgia minimamente invasiva: Six yearresults. J Periodontol. 2010;81:435-444.

12. Cortellini P, Tonetti MS. Melhoria da estabilidade da ferida com uma técnica cirúrgica minimamente invasiva modificada no tratamento regenerativo de defeitos intra-ósseos interdentários isolados. J Clin Periodontol.2009;36:157-163.

CAPÍTULO 4: DIAGNÓSTICO E PLANEAMENTO DO TRATAMENTO PARA O TRATAMENTO MINIMAMENTE INVASIVO COM IMPLANTES DENTÁRIOS

PROCEDIMENTOS DE DIAGNÓSTICO:

O desenvolvimento de um diagnóstico exato é melhor conseguido através de um processo sistemático. A avaliação inicial do doente deve começar com uma avaliação subjectiva, incluindo a queixa principal, a história da doença ou problema atual e as histórias dentária e médica anteriores.[1] Uma discussão completa sobre a preocupação imediata do doente (queixa principal), expectativas, objectivos e desejos (imediatos, a curto e a longo prazo) relativamente ao tratamento pode evitar mal-entendidos e ajudar a evitar desilusões.[2] Embora seja importante prestar atenção à queixa principal, é igualmente importante não deixar que a queixa principal impeça uma abordagem abrangente no processo de decisão clínica. Por exemplo, os pacientes que se apresentam para a substituição de um único dente podem não apreciar a necessidade de um diagnóstico completo e de qualquer tratamento adicional que possa ser necessário para obter um resultado ótimo.[3] Um exame periodontal completo, incluindo a sondagem, deve fazer parte do registo de diagnóstico. A avaliação periodontal também deve incluir uma avaliação estética da gengiva, incluindo a exibição gengival, a simetria e o biótipo. É necessária uma avaliação oclusal, com especial atenção para as relações de espaço vertical, espaços interdentários, atrito, mordida profunda, mordida cruzada e quaisquer outros problemas que possam afetar potencialmente o resultado protético.[4] A avaliação radiográfica pode incluir uma ou todas as radiografias periapicais, radiografias panorâmicas e imagens 3D CBCT do(s) maxilar(es) afetado(s) e do(s) local(is) proposto(s) para o implante. [5]

ANÁLISE DENTO-GENGIVAL

Plano gengival

Geralmente, os dentes anteriores maxilares de um paciente apresentam comprimento e proporções gengivais semelhantes. Os caninos superiores e os incisivos centrais podem ter contornos gengivais ligeiramente mais longos do que os incisivos laterais com relativamente mais exposição dentária. Os dentes anteriores superiores são progressivamente inclinados para a distal, colocando os zénites gengivais ligeiramente distais ao ponto médio da largura do dente. A forma do dente, a posição do dente e a perda de suporte ósseo ou de tecido mole causam discrepâncias na altura da gengiva e/ou da papila. Geralmente, quanto mais perto da linha média essas discrepâncias ocorrerem, mais significativo será o seu impacto. A angulação ou posicionamento facial desloca a margem gengival apicalmente. As opções para gerir a discrepância da altura gengival incluem tratamento ortodôntico, manipulação de tecidos moles protéticos com restaurações provisórias de longa duração e/ou cirurgia gengival. A modificação dos níveis gengivais é muitas vezes desejável e deve ser considerada durante os objectivos do processo de planeamento do tratamento. [6]

Suporte labial

Para além do suporte do osso alveolar e dos tecidos moles, o lábio superior é suportado principalmente pelos dois terços gengivais dos dentes maxilares anteriores, e não pelo terço incisal. A forma e o volume do alvéolo maxilar anterior (rebaixamento e inclinação relativos) e os efeitos do envelhecimento com alteração do tónus muscular também afectam a posição e a mobilidade labial na animação.[7]

Biótipo gengival

O biótipo gengival é outro fator determinante do risco estético. Os pacientes que apresentam um biótipo gengival fino e recortado têm maior probabilidade de apresentar translucidez do material de restauração subjacente e/ou recessão dos tecidos moles bucais ao longo do tempo e, como resultado, podem apresentar componentes de implante expostos. [8]A possível necessidade de modificação do biótipo gengival, quer no pré-operatório quer após a conclusão do tratamento, é melhor discutida antes do início do tratamento.

Papila interdental

A reformação normal da papila interdentária após a restauração de implantes é um dos resultados mais difíceis na implantologia dentária. A altura e a simetria das papilas interdentárias após a restauração com implantes são determinadas pela altura da crista óssea interproximal do dente ou implante adjacente.[9] Um implante de um único dente colocado entre dois dentes naturais saudáveis tem o melhor prognóstico para a formação de papilas esteticamente agradáveis. Nestas situações, podem ser previstas papilas com 4,0-4,5 mm de altura de tecido mole.[10]

A forma do dente é também um fator importante na previsão da presença ou ausência de papilas interdentais esteticamente agradáveis. As formas de coroa quadradas têm tipicamente papilas mais curtas e espessas e contactos interproximais, que se podem estender até ao terço médio da coroa clínica. Por outro lado, os dentes com coroas longas e cónicas têm papilas mais finas e delicadas, e a zona de contacto interproximal pode limitar-se ao terço incisal da coroa.[11] Nesta última situação, quando é feita uma extração, mesmo de forma minimamente traumática, é comum encontrar recessão das papilas e preenchimento incompleto dos tecidos moles entre as coroas.

Posição do incisivo central maxilar

Esta é a chave para a estética anterior e é a base para os processos de diagnóstico e tratamento. Conceitos como dominância (tamanho/som relativo), simetria, proporções e posição do bordo incisal têm de ser compreendidos e aplicados se se pretender alcançar o sucesso estético.[11]

Proporção dos dentes

A proporção do dente pode, em última análise, ser influenciada por factores fora do controlo do cirurgião de implantes, tais como o posicionamento ortodôntico e a migração do dente. As diretrizes para proporções ideais incluem um rácio de largura: comprimento (W: L) de

75-80%

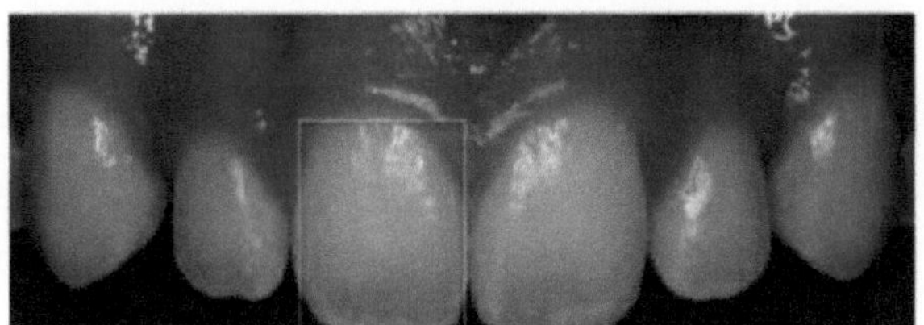

Figura 1: Proporção dos dentes[11]

Para efeitos de diagnóstico, uma relação W : L superior a 85% é indicativa de uma forma dentária "curta e quadrada", enquanto uma relação W : L inferior a 75% é indicativa de uma forma dentária "longa e estreita" . 2[1]

Forma do dente

A forma do dente inclui variações consideráveis na forma: redondo/ovoide, quadrado ou cónico. A forma influencia a posição do ponto de contacto com os dentes adjacentes e a profundidade do espaço. A restauração com uma forma de coroa quadrada preenche o espaço do embrasure com material de restauração e desloca o ponto de contacto interproximal apicalmente. Como observado anteriormente, a forma do dente desempenha um papel nas dimensões das papilas interdentais. Os pacientes com uma forma de dente quadrada têm tipicamente uma anatomia óssea de "crista alta", enquanto que as formas de coroa triangulares ou ovóides são mais susceptíveis de ter uma anatomia óssea de "crista baixa" com uma zona mais longa de fixação de tecidos moles, e estão em maior risco de reformação e recessão desfavoráveis da papila. [11]

Inclinação axial

A inclinação axial dos dentes anteriores maxilares tende a ser progressivamente distal, e este facto vai influenciar os contornos do tecido mole gengival, com os zénites gengivais dos dentes anteriores maxilares ligeiramente distais à largura do meio do dente. Este resultado pode ser difícil de alcançar com um implante dentário devido a limitações de tamanho, forma e proximidade. A manipulação dos tecidos moles com restaurações provisórias de longa duração e/ou cirurgia gengival pode ser útil neste aspeto e deve ser considerada no plano de tratamento de restauração inicial.

Anatomia da embrasura incisal

A anatomia da incisura incisal também pode influenciar a proporção e a forma dos dentes. Os ângulos relativos e a profundidade da anatomia da incisura de um adulto jovem.

Com o envelhecimento e o desgaste incisal, a profundidade do rebordo incisal torna-se reduzida, podendo mesmo desaparecer com o desgaste extremo. Se o alongamento do dente não for uma opção, uma forma simples e eficaz de proporcionar uma aparência mais jovem é aprofundar os encaixes incisais existentes interproximalmente.[13]

Para um aspeto mais natural, a embrasura incisal do incisivo lateral maxilar deve ser mais pronunciada.

As modificações protéticas do contorno e da ilusão podem ser utilizadas para melhorar a harmonia e resolver desequilíbrios de largura e/ou altura em locais de dentes/implantes individuais ou adjacentes. Mover a altura facial dos contornos para dentro "arredondará" um dente, fazendo-o parecer "mais estreito"; acentuar os planos labiais também "arredondará" um dente, fazendo-o parecer "mais curto". Embora estas técnicas possam muitas vezes ajudar a salvar um cenário de tratamento desafiante, o paciente deve ser avisado antecipadamente quanto às possíveis limitações da terapia.[13]

Espaço inter-arcos e vertical

Os requisitos de espaço inter-arcos e vertical podem ser um dos aspectos mais confusos do planeamento do tratamento restaurador com implantes, tornando imperativa uma análise completa do espaço inter-arcos em todas as excursões da mandíbula. Para restaurações unitárias, a espessura oclusal adequada para a restauração[11]

Estabilidade oclusal

A estabilidade oclusal pode ser melhorada através da idealização da região do cíngulo anterior do maxilar para proporcionar uma plataforma estável para contactos cêntricos ligeiros das coroas dos implantes com os bordos incisais dos dentes anteriores da mandíbula. Do mesmo modo, o objetivo deve ser recriar contactos oclusais simples cúspide-fossa em restaurações de implantes posteriores.[15]

Orientação anterior

A orientação anterior descreve o papel dos dentes anteriores para proporcionar a desoclusão dos dentes posteriores durante os movimentos mandibulares.[10] O ângulo desta orientação deve ser suficientemente acentuado para conseguir a desoclusão posterior, bem como um espaço vertical adequado entre os dentes posteriores durante a desoclusão. Para minimizar os efeitos de forças potencialmente prejudiciais, o ângulo da guia anterior deve ser mantido no mínimo para reduzir as forças laterais e protrusivas exercidas sobre os dentes anteriores. A utilização de moldes montados no arco facial ajudará no diagnóstico, no desenvolvimento da restauração com o auxílio de provisórios e na preservação desta relação crítica para utilização pelo técnico de laboratório. [14]

Fonética

A posição dos dentes naturais e os contornos de uma prótese fixa ou amovível influenciam a qualidade da fala. Um mau desenho do perfil dos tecidos com pontes fixas também pode levar a dificuldades no acesso aos cuidados domiciliários e na manutenção profissional. Um planeamento deficiente pode levar a uma espessura exagerada de uma sobredentadura removível ou de uma ponte fixa, tornando difícil para os pacientes tolerarem os contornos e adaptarem-se funcionalmente. Um espaço aéreo mal concebido (desenho inadequado do pôntico) sob uma prótese fixa (particularmente na arcada maxilar) pode levar a uma fuga de ar ao nível dos tecidos, causando dificuldades na pronúncia de silibantes. A avaliação da estética e da fonética é dinâmica e requer que o paciente pronuncie os sons "E", "M", "S", "F" e "V". O facto de o paciente pronunciar "E" irá exagerar os movimentos dos lábios e permitir uma visualização mais fácil de toda a extensão da zona estética. Os sons de "M" são usados para determinar a posição de repouso relaxada (dimensão vertical da oclusão em repouso), bem como a quantidade de exposição dentária em repouso. Para que os sons "S" (ou seja, o espaço de fala mais próximo ou a dimensão vertical da fala) sejam claros e não "SH-like", os bordos dos incisivos anteriores da mandíbula devem estar em contacto "próximo" ("quase" a tocar) com a lingual dos bordos incisais da maxila.

As variações podem ser abordadas e corrigidas conforme necessário. Finalmente, para uma pronúncia correta dos sons "F" e "V", os bordos incisais dos incisivos centrais superiores devem, idealmente, entrar em contacto com a linha seca-molhada do lábio inferior.[15]

ÁRVORE DE DECISÃO PARA O PLANEAMENTO DO TRATAMENTO

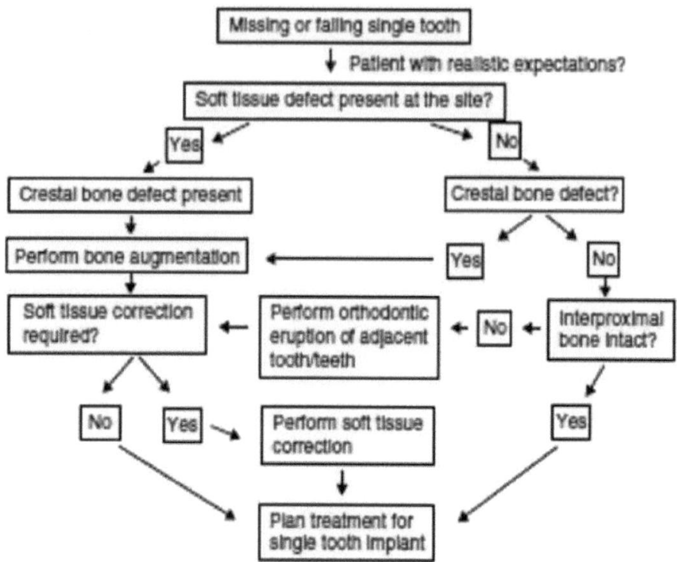

Figura - 2 Árvore de decisão para um único dente em falta [15]

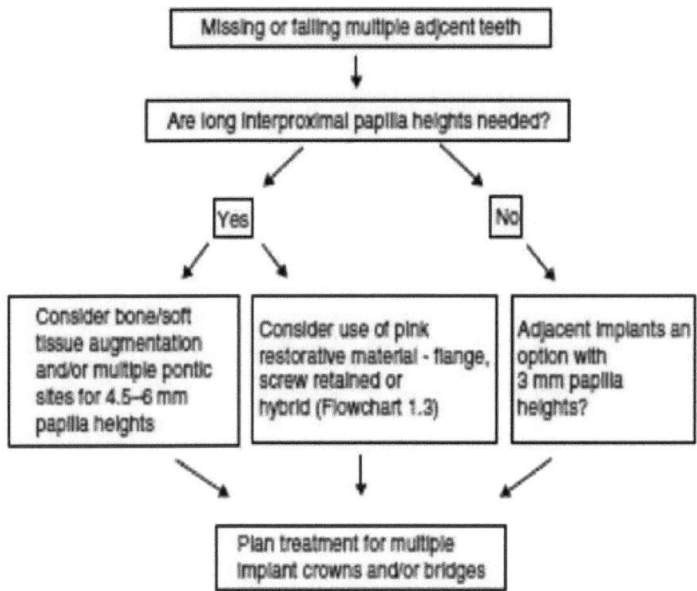

Figura -3 Árvore de decisão para dentes perdidos múltiplos[15]

REFERÊNCIAS

1. Elian N. Implantes dentários: a biologia da integração estética . In: Dentisteria de Restauração Estética: Princípios e Prática , Tarnow D , Chu S , Kim J , eds. Mahwah, NJ: Montage Media, 2008, pp. 497 - 516.

2. Tyndall D , Price J , Tetradis S , et al. Academia Americana de Radiologia Oral e Maxilofacial. Declaração de posição da Academia Americana de Radiologia Oral e Maxilofacial sobre critérios de seleção para a utilização de radiologia em implantologia dentária com ênfase na tomografia computorizada de feixe cónico. Oral Surg Oral Med Oral Pathol Oral Radiol 2012 ; 113 : 817 - 826 .

3. Rosenfeld A , Mandelaris G , Tardieu P . Colocação de implantes dirigida protéticamente utilizando software informático para assegurar uma colocação precisa e resultados protéticos previsíveis. Parte 1: diagnóstico, imagiologia e responsabilidade colaborativa. Int J Periodontics Restorative Dent 2006 ; 26 : 215 - 221 .

4. Garber D , Belser U . Colocação de implantes orientada para a restauração com desenvolvimento do sítio gerado pela restauração . Compend Contin Educ Dent 1995 ; 16 : 796 - 804 .

5. Chiche G , Pinault A . Estética da prótese fixa anterior . Chicago, IL : Quintessence Books , 1994 .

6. Maynard J , Wilson R . Dimensões fisiológicas do periodonto importantes para o dentista restaurador. J Periodontol 1979 ; 50 : 170 - 174 .

7. Vig R , Brundo G . A cinética da exposição de dentes anteriores. J

Prosthetic Dent 1978 39 : 502 - 504 .

8. Pjetursson B , Th oma, D , Jung R , et al. Uma revisão sistemática das taxas de sobrevivência e de complicações das próteses dentárias fixas suportadas por implantes (FDPs) após um período médio de observação de, pelo menos, 5 anos . Clin Oral Implants Res 2012; 23: 22

9. Tarnow D , Magner A , Fletcher P . O efeito da distância do ponto de contacto à crista óssea na presença ou ausência da papila dentária interproximal . J Periodontol 1992 ; 63 : 995 - 996 .

10. Fehmer V , Mühlemann S , Hammerle CH , Sailer I . Critérios para a seleção de materiais de restauração. Quintessence Int 2014; 45(9): 723730.

11. Kois J . Estética peri-implantar de um único dente previsível. Cinco chaves de diagnóstico . Compend Contin Educ Dent 2001 ; 22 : 199 - 208 .Zona estética: visual versus medição direta . Int J Periodontics Restorative Dent 2010 ; 30 : 237 - 243 .

12. Rufenacht C . Fundamentals of Esthetics (Fundamentos de Estética). Chicago, IL: Quintessence , 1990.

13. Goldstein RE . Mude o seu sorriso . Chicago, IL: Quintessence , 1984.

14. Fehmer V , Mühlemann S , Hammerle CH , Sailer I . Critérios para a seleção de materiais de restauração. Quintessence Int 2014; 45(9): 723730.

15. Cullum DR, Deporter D, editores. Cirurgia de Implante Dentário Minimamente Invasiva. John Wiley & Sons; 2015 Dez 14.

CAPÍTULO 5: ARMAMENTARIUM E AUXILIARES DE VISUALIZAÇÃO PARA CIRURGIA PERIODONTAL MINIMAMENTE INVASIVA

Os vários dispositivos utilizados na cirurgia minimamente invasiva incluem [1]

- Lupas assistidas

- Microscópio cirúrgico assistido

- Assistência por videoscópio

- Robótica assistida

- Endoscópio flexível de fibra de vidro (Periovue)

Telescópios cirúrgicos (lupas)

O sistema de ampliação mais comum utilizado em medicina dentária são as lupas de ampliação. As lupas são fundamentalmente dois microscópios monoculares, com lentes lado a lado, inclinadas para focar um objeto. A imagem ampliada que é formada tem propriedades estereoscópicas que são criadas pela utilização de sistemas de lentes convergentes. Embora as lupas sejam amplamente utilizadas, a sua principal desvantagem é o facto de os olhos terem de convergir para ver uma imagem, o que pode resultar em tensão ocular, fadiga e mesmo alterações da visão com a utilização prolongada de lupas mal ajustadas. [2]

Estão disponíveis lupas com ampliações muito variadas, desde 1,5X a 10X. As lupas com ampliações inferiores a 2X são normalmente inadequadas para a acuidade visual necessária para a microcirurgia.

Para a maioria dos procedimentos em que é necessária uma ampliação, as lupas de 4X a 5X fornecem uma combinação eficaz de ampliação, tamanho do campo e profundidade de focagem.[3]

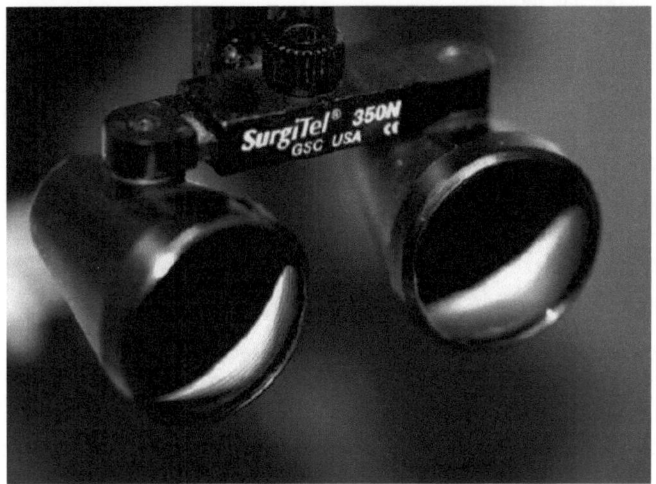

Figura 1: Um telescópio cirúrgico[2]

Os telescópios cirúrgicos funcionam através da ampliação de uma parte do campo cirúrgico. Olhar por cima da parte superior do telescópio permite ao cirurgião ver um campo cirúrgico maior sem ampliação. A ampliação com telescópios cirúrgicos é normalmente de $2\times$ a $7,5\times$. Os telescópios mais utilizados situam-se na gama de $3\times$ a $5\times$. Os telescópios cirúrgicos também estão disponíveis numa gama de distâncias focais que permitem ao cirurgião sentar-se numa posição vertical confortável, mantendo a focagem no local da cirurgia. A distância focal dos telescópios é selecionada de acordo com as preferências pessoais do cirurgião.[4] Frequentemente, os telescópios cirúrgicos integram uma luz de alta intensidade. A luz pode ser de halogéneo ou LED e pode normalmente ser focada num diâmetro muito estreito. A capacidade de colocar uma luz brilhante focada no campo que é ampliado é uma grande vantagem quando são efectuadas cirurgias com pequenas incisões.

Uma das vantagens dos telescópios cirúrgicos em relação aos microscópios cirúrgicos é que o cirurgião tem o controlo total do local onde a ampliação e a iluminação estão centradas. Isto significa que o cirurgião pode olhar rapidamente para várias áreas dentro do campo cirúrgico sem ter de mover qualquer peça externa de equipamento, como um microscópio cirúrgico.[3] Além disso, se o doente se mover, o redireccionamento da ampliação é o movimento natural da cabeça do cirurgião. A utilização de telescópios cirúrgicos tornou-se padrão em muitas áreas da medicina dentária. Muitas vezes, um cirurgião que esteja a realizar procedimentos periodontais minimamente invasivos já está familiarizado e confortável com a utilização de telescópios, o que torna a utilização desta forma de ampliação um primeiro passo lógico na transição da cirurgia periodontal tradicional para procedimentos minimamente invasivos.[4] Os telescópios cirúrgicos têm várias desvantagens em relação a outros métodos de ampliação disponíveis. A mais óbvia é o facto de estar disponível uma ampliação muito maior com outros dispositivos. Estes dispositivos alternativos têm geralmente um potencial de ampliação na ordem dos 10× a 60×. Os telescópios cirúrgicos que aumentam para além da gama de 7,5 × podem ser pesados e difíceis de utilizar. Outra desvantagem dos telescópios cirúrgicos é o facto de o cirurgião estar limitado à visão direta. Isto significa que haverá pontos cegos onde é necessário um espelho para ver a área cirúrgica de interesse. Um exemplo é a distal de um segundo molar ou um local interproximal. Esta é uma desvantagem que o telescópio cirúrgico partilha com o microscópio cirúrgico. O endoscópio e o videoscópio oferecem vantagens significativas nestas áreas.[2]

Em resumo, os telescópios cirúrgicos são uma ferramenta excelente, mas limitada, para a cirurgia minimamente invasiva. São particularmente úteis para um cirurgião que está a começar a fazer a transição da cirurgia periodontal tradicional para uma abordagem minimamente invasiva.

LUPAS BINOCULARES [5]

Lupa, lupas, montadas em lentes

Tipos:

1. Lupas de Galileu - lentes côncavo-convexas
   - Ampliação de *2 -*3
   - Tamanho pequeno, peso leve, grande campo de visão
2. Lupas de Kepler/lupas de prisma/lentes convexas
   - Ampliação de *3 -*8
   - Maior e mais pesado

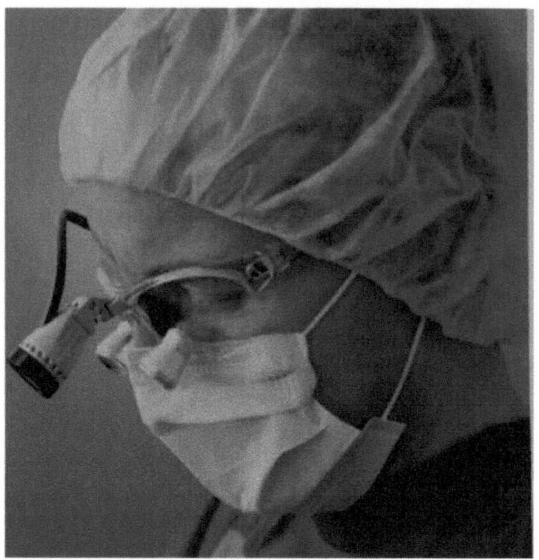

Figura 2: Lupas binoculares[5]

3 TIPOS DE LUPAS KEPLER

1. Lupas simples

As lupas simples são compostas por um par de lentes simples, positivas, com menisco lateral. Cada lente tem duas superfícies refractárias: a primeira ocorre quando a luz entra na lente e a outra quando sai. As lupas simples oferecem uma ampliação até 1,5 x apenas.[3][4] A sua principal vantagem é o facto de serem económicas. Mas são primitivas, com capacidades limitadas, estão muito sujeitas a aberrações esféricas e cromáticas, que distorcem a imagem do objeto, não têm aplicação dentária prática para além de uma gama de ampliação de 1,5 diâmetros, devido às suas limitações de tamanho e peso. E sacrificam a profundidade de campo pela distância de trabalho, quando posicionadas perto do olho, quando posicionadas perto do objeto visualizado, sacrificam a distância de trabalho pela profundidade de campo.

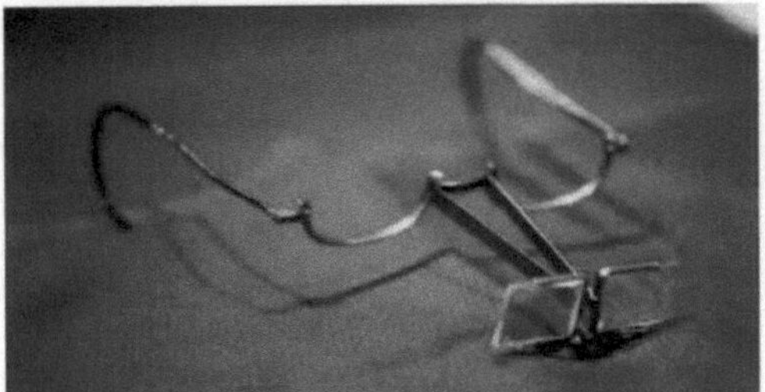

Figura 3: Lupas simples[3]

2. Lupas compostas

Possuem lentes múltiplas convergentes com espaços de ar intermédios que aumentam o poder de refração, a ampliação, a distância de trabalho e a profundidade de campo. Podem ser ajustadas às necessidades clínicas sem aumento excessivo de tamanho ou peso. Podem ser acromáticas, que têm um desenho ótico melhorado e são constituídas por duas peças de vidro, normalmente unidas com resina transparente.
[4]

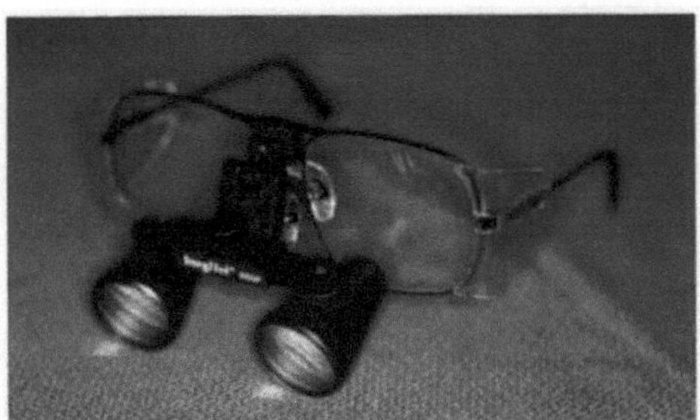

Figura 4: Lupas compostas[3]

3. Lupas de prisma

São o tipo de ampliação de lupa mais avançado do ponto de vista ótico atualmente disponível. Aumentam a trajetória da luz, dobrando

71

virtualmente a luz de modo a que o cano da lupa possa ser encurtado. São superiores a outras lupas em termos de melhor ampliação, maiores profundidades de campo, maiores distâncias de trabalho e maiores campos de visão.[3] Os canos das lupas de prisma são curtos e podem ser montados em óculos ou numa fita para a cabeça. Mas o peso acrescido, em ampliações de 3,0 diâmetros ou superiores, faz com que as lupas montadas em bandoletes sejam mais confortáveis e estáveis do que as montadas em óculos.[5]

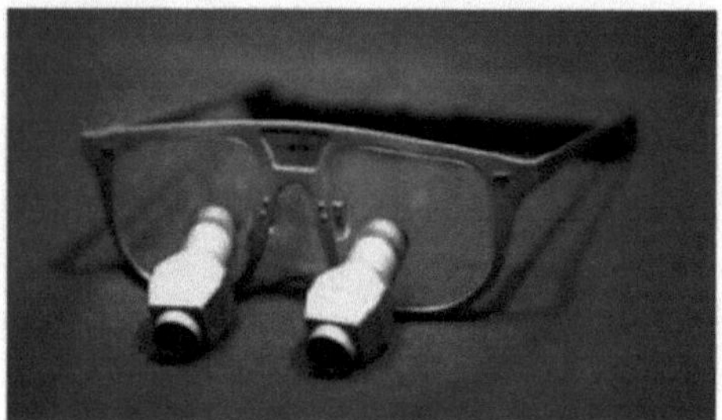

Figura 5: Lupas de prisma[3]

Microscópio cirúrgico

O microscópio cirúrgico é utilizado há mais de 50 anos. Foi desenvolvido e utilizado pela primeira vez na cirurgia do ouvido interno. Desde essa altura, o microscópio cirúrgico tem sido aplicado a muitos tipos de cirurgias.

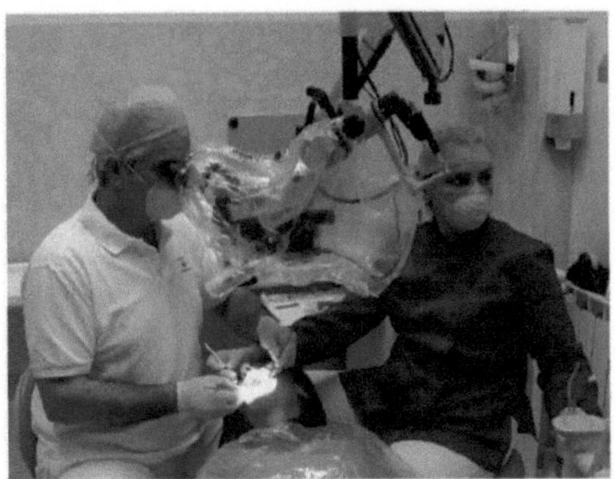

Figura 6: Microscópio cirúrgico [3]

Este dispositivo oferece as vantagens de uma grande ampliação, uma fonte de luz brilhante e um campo aberto para a cirurgia.[6] O campo aberto baseia-se na distância focal relativamente longa entre a fase objetiva do microscópio e o local da cirurgia. Isto permite a colocação de instrumentos no campo ampliado do microscópio. O microscópio cirúrgico é um instrumento relativamente grande que requer um suporte volumoso e pesado, se o microscópio for concebido para ser deslocado entre salas de tratamento, ou requer um suporte reforçado no teto ou na parede, se for instalado permanentemente num bloco operatório. A necessidade de um suporte grande e estável aumenta consideravelmente o custo deste instrumento relativamente caro.[4]

Na cirurgia peri-implantar, o microscópio cirúrgico tem tido uma aplicação frequente na colocação de enxertos de tecidos moles e na plástica periodontal

cirurgias. O segmento anterior da boca e o aspeto facial dos dentes anteriores e da gengiva são as áreas onde o microscópio cirúrgico é mais facilmente utilizado. Este segmento da boca permite uma visão direta e desimpedida do campo cirúrgico. O microscópio cirúrgico permitiu muitas melhorias na manipulação dos tecidos faciais e na sutura dos tecidos durante os procedimentos estéticos.[4]

O microscópio cirúrgico também foi utilizado durante o desenvolvimento dos procedimentos de técnica cirúrgica minimamente invasiva (MIST e M- MIST). Na maioria dos casos relatados, os procedimentos MIST utilizaram um acesso de retalho facial, que pode ter sido influenciado pelo uso do microscópio cirúrgico. O uso do microscópio cirúrgico nas áreas posterior e lingual requer muita habilidade e o uso de espelhos para compensar o campo de visão em linha reta do microscópio cirúrgico.[5] Outra preocupação com o microscópio cirúrgico é a necessidade de voltar a focar o microscópio se o doente se mover. Em geral, não é possível deslocar o microscópio para compensar os pequenos movimentos do doente, como a deglutição ou os movimentos normais da micro cabeça. É normalmente mais simples voltar a colocar o doente na sua posição anterior. Isto pode muitas vezes ser efectuado com uma interrupção mínima do procedimento; mas se o doente não cooperar, estiver nervoso, sedado ou tiver dificuldade em manter uma posição fixa, isto pode aumentar consideravelmente o tempo necessário para efetuar um procedimento.[7]

Em resumo, o microscópio cirúrgico proporciona uma boa ampliação e luz, mas requer uma grande dose de competência do operador e a cooperação do doente para uma utilização bem sucedida. Muitos operadores têm tido dificuldade em adaptar-se à utilização do microscópio cirúrgico para procedimentos periodontais. No entanto, aqueles que perseveraram na utilização do microscópio cirúrgico conseguiram utilizá-lo em muitos procedimentos tecnicamente muito exigentes e em procedimentos cirúrgicos que utilizam incisões de acesso mínimo muito pequenas.[6]

Videoscópio cirúrgico

Um endoscópio médico tradicional consiste num tubo de aço inoxidável com lentes que transportam a imagem da ponta do endoscópio para uma câmara que se encontra fora do campo cirúrgico. A câmara externa transfere então a imagem para um monitor. O endoscópio de vidro flexível concebido para o tratamento periodontal não cirúrgico que foi descrito anteriormente também transfere uma imagem para uma câmara externa que a coloca num monitor. O videoscópio tem um método diferente de transferência da imagem para o monitor.[4] Com um videoscópio, é colocada uma câmara muito pequena na extremidade do videoscópio e a câmara é colocada dentro do campo cirúrgico. A imagem é então transferida para o monitor por um sinal elétrico através de um fio. Isto elimina quaisquer degradações da imagem que possam ocorrer durante a transmissão da imagem do local da cirurgia através de fibras ópticas para uma câmara externa. Em geral, a imagem visualizada no monitor do videoscópio tem cores reais e é de qualidade muito superior à obtida com um endoscópio de fibra de vidro.[5]

Um videoscópio concebido para a exploração não cirúrgica do rim foi recentemente modificado para utilização em cirurgia de implantes minimamente invasiva assistida por videoscópio (V-MIS). [2]

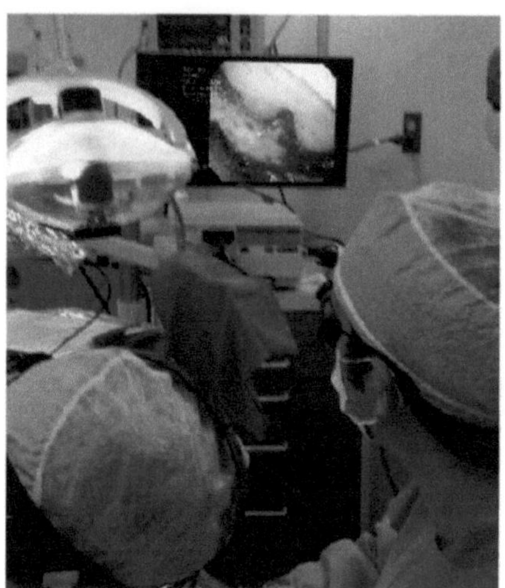

Figura 7: videoscópio cirúrgico[4]

As modificações consistem na adaptação da extremidade da câmara do tubo de inserção do videoscópio a uma pega que permite ao cirurgião colocar a câmara na abertura de acesso cirúrgico periodontal minimamente invasivo. Incorporado na pega está um pequeno retractor de fibra de carbono que foi concebido para retrair os retalhos muito pequenos associados ao V-MIS. Este retractor de fibra de carbono pode ser rodado de forma a permitir que o cirurgião retraia os retalhos V-MIS no aspeto vestibular ou lingual do defeito periodontal.[4]

O retractor rotativo de fibra de carbono é mostrado à volta da câmara do videoscópio.

Tal como acontece com todos os instrumentos endoscópicos ou videoscópicos, uma das principais preocupações é evitar que o sangue e os resíduos cirúrgicos obscureçam a ótica do instrumento. Sem um método eficaz para manter a ótica limpa, é impossível utilizar um endoscópio ou videoscópio. Não é prático fazer correr água continuamente sobre a lente do videoscópio, nem é possível manter um campo cirúrgico aberto cheio de líquido, como é utilizado no tratamento não cirúrgico minimamente invasivo da doença periodontal com o endoscópio de fibra de vidro. Foi desenvolvida uma tecnologia que utiliza um fluxo constante de gases cirúrgicos ou ar sobre a lente para ultrapassar este problema durante a utilização periodontal do videoscópio. Esta tecnologia é descrita como proteção gasosa da ótica.[4]

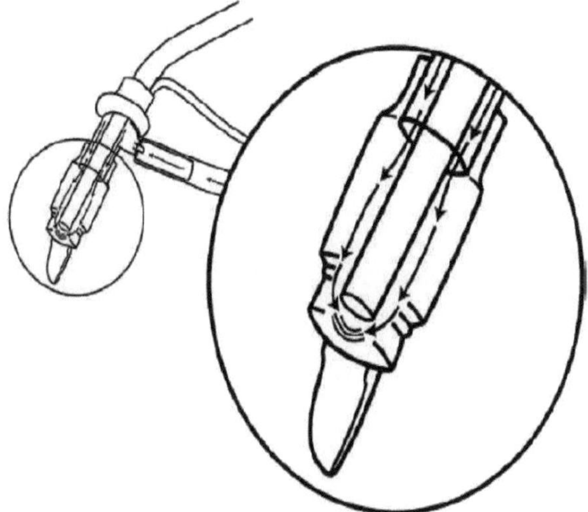

Figura 8: videoscópio[4]

A sua aplicação a um videoscópio utilizado para procedimentos periodontais MIS permite que o videoscópio seja utilizado continuamente sem necessidade de limpar ou desimpedir a ótica. O videoscópio modificado com proteção de gás foi utilizado num estudo universitário de cirurgia periodontal minimamente invasiva. Os resultados preliminares mostraram uma boa visualização com melhores níveis de fixação e profundidades de bolsa que são semelhantes ou melhores do que outros resultados publicados para cirurgias de incisão pequena. A utilização do videoscópio parece permitir uma redução da recessão pós-cirúrgica.[5]

ARMAMENTARIUM

Inclui o equipamento, as técnicas, os instrumentos, os biomateriais e os medicamentos utilizados durante o procedimento. Assim, a sinergia entre a melhoria da iluminação e o aumento da acuidade visual permite uma maior precisão das técnicas cirúrgicas, o que melhora o resultado.

Podem ser classificados, em termos gerais, consoante a sua utilização, como [4]

- Diagnóstico,
- Não cirúrgico
- Armamento cirúrgico

INSTRUMENTOS DE DIAGNÓSTICO

- Endoscópio periodontal:

Foi desenvolvido na década de 1990, fornece tecnologia de visualização que pode ser colocada numa bolsa intacta sem uma incisão cirúrgica. A visualização direta da área de tratamento através do monitor permite ao operador determinar a necessidade e remover eficazmente os depósitos radiculares com menos esforço. [6]

Stambaugh et al. em 2002[7] descreveu a visualização endoscópica do sulco gengival e da superfície da raiz do dente para avaliação de depósitos radiculares, cáries radiculares, fracturas e alterações dos tecidos moles. O endoscópio dentário altera radicalmente a exploração tátil convencional e a avaliação radiográfica, o que melhora o diagnóstico, o planeamento do tratamento, a aplicação e a avaliação da terapia administrada.

O endoscópio dentário tem uma sonda subgengival para fornecer fibra ótica

imagens.

Wilson et al. em 2002[8] descobriram a relação entre os depósitos subgengivais de origem dentária e a inflamação detectada pelo aumento da vermelhidão do epitélio da bolsa.

Indicações para a utilização da técnica endoscópica dentária [9]

1. Terapia periodontal inicial
2. Casos não reactivos e de recorrência
3. Não adesão do doente à terapêutica cirúrgica e/ou quando a cirurgia é contra-indicada por razões médicas ou estéticas;
4. Em locais com suspeita de cárie subgengival, fracturas radiculares, perfurações ou reabsorção.

Instrumento para terapia periodontal cirúrgica minimamente invasiva

A. Pegas

A pega de precisão mais utilizada em microcirurgia é a pega de caneta ou a pega de precisão interna, em que o polegar e os dedos indicador e médio são utilizados como tripé. Numa preensão de três dígitos, o instrumento a utilizar é segurado exatamente como se segura uma caneta ao escrever. O antebraço deve estar ligeiramente supinado, posicionando os nós dos dedos de forma a que a borda ulnar da mão, o pulso e o cotovelo estejam bem apoiados, permitindo que o peso da mão esteja na borda ulnar. O dedo médio deve repousar firme e diretamente sobre a superfície de trabalho que suporta a mão ou indiretamente sobre o dedo anelar e o dedo médio segura o instrumento. [9]

O polegar e o indicador são colocados no instrumento de modo a que este entre em contacto com o dedo médio subjacente. É possível obter um controlo muito fino quando o instrumento é segurado com um punho interno de precisão e pode ser aberto e fechado à vontade. Se o dedo médio estiver firme, estabilizará qualquer tremor resultante do polegar ou do indicador.[10] A utilização de uma pega de caneta relaxa os músculos flexores e extensores da mão, que resistem à fadiga, e como os músculos intrínsecos que rodam a mão estão bem posicionados, obtém-se o movimento mais preciso de que a mão é capaz (por exemplo, o movimento de rotação).

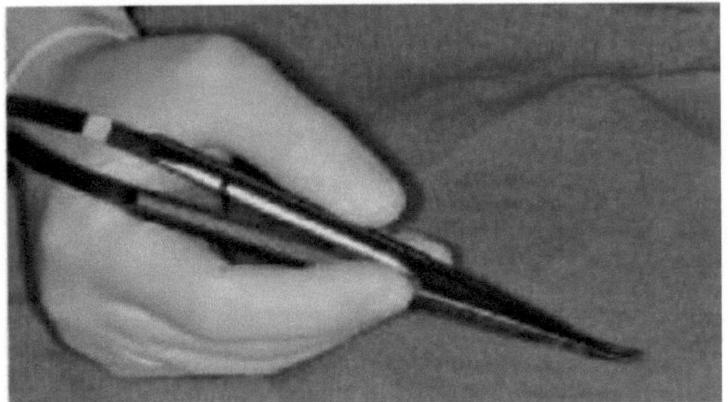

Figura 9: Punho da caneta ou punho de precisão interno

B. Instrumento para incisão e reflexão do retalho

Ao longo dos anos, desde a sua primeira evidência em 1995, os cirurgiões têm utilizado diferentes lâminas de acordo com a necessidade e conveniência cirúrgica.[10]

1. Lâminas de bisturi e 12 lâminas B

- Harrel utilizado para a incisão sulcular inicial,
- uma lâmina curva descartável em que ambos os bordos são afiados e rígidos, utilizando o movimento de empurrar e puxar.
- Muito útil para as incisões sulculares
- Também pode ser utilizado para efetuar a incisão horizontal ao longo do corpo da papila.

- As lâminas incluem a lâmina microcirúrgica minicresent.
- As incisões microcirúrgicas são efectuadas num ângulo de 90

graus em relação à superfície, utilizando bisturis microcirúrgicos.

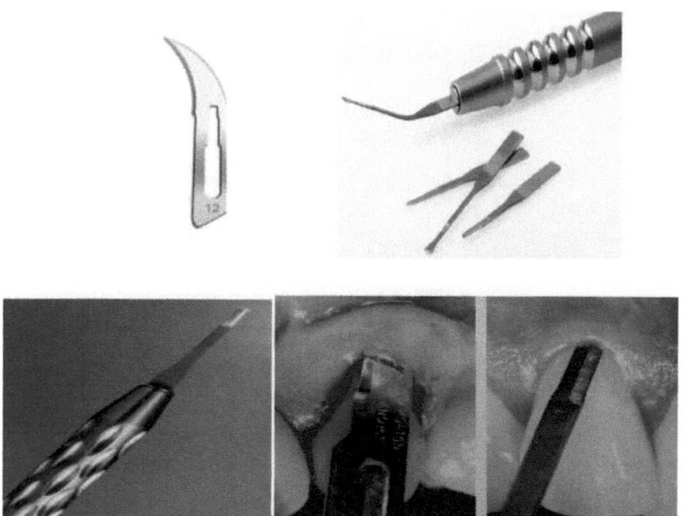

Figura 10: Lâminas de bisturi para procedimentos minimamente invasivos

2. Facas

- As facas habitualmente utilizadas na microcirurgia periodontal são as mesmas que são utilizadas na cirurgia oftalmológica ou na cirurgia plástica.

- São utilizados diferentes tipos de facas.

- A faca em forma de meia-lua é utilizada para procedimentos intra-sulculares.

- As facas de colher são frequentemente utilizadas para minar a região sulcular lateral para preparar a colocação de enxertos de tecido conjuntivo utilizando uma técnica sulcular, sem alívio.

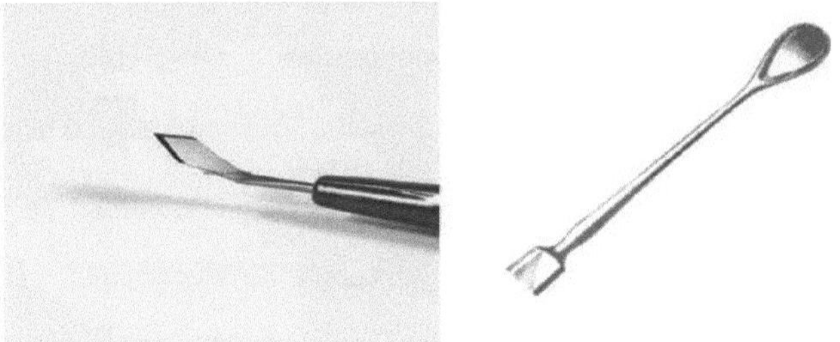

Figura 11 : Faca Crescente e Facas de Colher

3. Microscópios

- Estes são utilizados para cortar os tecidos, vasos sanguíneos e nervos.

- As tesouras mais utilizadas têm 14 cm e 18 cm de comprimento.

- É preferível utilizar uma tesoura de 9 cm para manusear tecidos delicados.

- A tesoura reta corta suturas e apara a adventícia de vasos ou terminações nervosas.

- Tesouras curvas cortam vasos e nervos

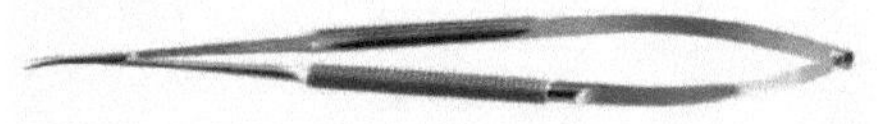

Figura 12 : Microscópio

4. Microfórceps

- Estas são utilizadas para manusear tecidos pequenos e delicados sem os danificar e para segurar suturas finas ao atar nós.

- As pinças de joalheiro são fortes e podem mesmo ser utilizadas para separar vasos e nervos minúsculos.

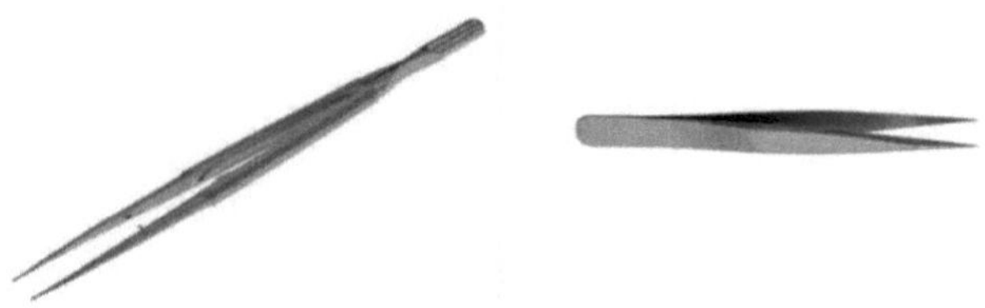

Figura 13 : Pinça de joalheiro

5. Suporte para microagulhas

- É utilizada para agarrar a agulha, puxá-la através dos tecidos e dar nós.

- A agulha deve ser mantida entre os seus terços médio e inferior na sua extremidade distal.

- Se for mantida demasiado perto do topo, a anastomose entre as duas extremidades do vaso não pode ser completada com um único ponto.

- É difícil manter um controlo estável se for mantido demasiado perto do fundo e a direção da ponta pode ser facilmente alterada.

- Um suporte de agulha de titânio é a melhor escolha.

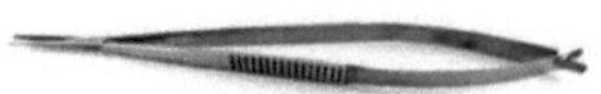

Figura 14: Suporte da microagulha

6. Agulhas

* Para minimizar o trauma tecidular na microcirurgia, são preferíveis as agulhas mais afiadas, as agulhas de corte invertido com pontas de precisão ou as agulhas de espátula com micro pontas.

* Uma agulha circular de 3/8" garante geralmente bons resultados para vários procedimentos cirúrgicos periodontais.

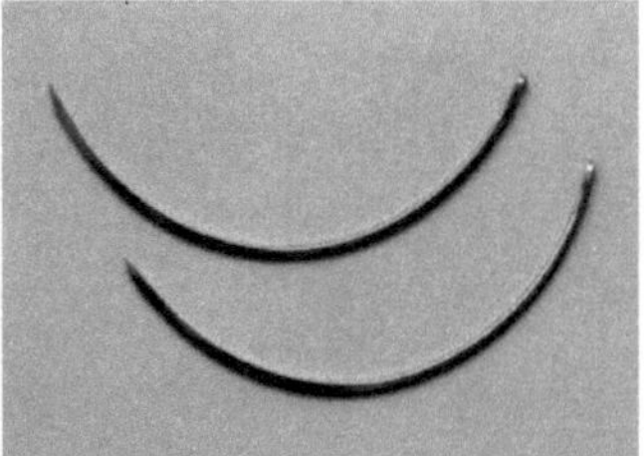

Figura 15: Agulhas

7. Suturas

* As suturas 4-0 ou 5-0 são normalmente utilizadas em Periodontia, em microcirurgia periodontal são utilizadas suturas 6-0 e 7-0.

* Uma das três regras básicas da microcirurgia é a atenção ao fecho passivo da ferida. O resultado pretendido é alcançado através do

fecho primário exato do bordo da ferida.

- Idealmente, as incisões devem ser quase invisíveis e fechadas com pequenas suturas colocadas com precisão, com um mínimo de danos nos tecidos e uma hemorragia muito reduzida.

- Para a microcirurgia, são utilizadas agulhas pequenas ou muito pequenas de um material de calibre fino.

- São concebidos para uma estabilidade máxima do suporte da agulha. O cirurgião deve ter o máximo controlo da agulha no suporte ao atravessar o tecido.

- Por isso, o porta-agulhas deve ter o tamanho adequado para a agulha e a sutura que está a ser selecionada.

Figura 16: Vantagens e desvantagens de vários instrumentos[11]

NAME	TYPE	SUBTYPES	ADVANTAGES
Knives	a.Blade breaker knife b. Crescent knife c.Minicrescent knives d.Spoon knife e.Lamellar knife		• Extremely sharp • Small size • Etched rather than ground- produce more precise wound edge
Microsurgical periodontal knives	a.Orban periodontal knife(KO1/2MBH) b.Kramer-Nevins gingivectomy knife(KKN7MBH)		• Very sharp
Microsurgical blades	a.Ophthalmic blade b.Blade no 15 c.Blade no 12 d.Blade no 390 e.Blade no 390 c	No.15c No.12d	• Curved in a 'J' shape • Can be run under the papilla to separate it from the underlying bone support, progressing in the narrow space of the dental embrasure • Fine incision
Microsurgical periosteal elevator	a.Periosteal Schlee PPSCHLEE Handle 6 b.Prichard periosteal (PPRMBH) c.Hourigan periosteal (PH2MBHKD)		• Precise undermining and release of flap
Microsurgical periodontal retractors	KP Retractors	a.KP 1 Retractor b.KP 2 Retractor c.KP 3 Retactor	Wider and thinner scrated working ends provide • better anchorage on bone and • prevent accidental slipping
Microsurgical tissue forceps	a.Microsurgical anatomic tissue pliers TPASTMBH b.Microtissue foreceps 180		• Handle minute tissues without damaging them
Microsurgical periodontal chisels	a.Rhodes chisel b. Wedelstaedt chisel c.Fedi chisel		• Precise bone cutting
Microsurgical periodontal curettes	Langer curettes	a. SL /2RMBH b. SL /4RMBH c. SL /6RMBH	
Microsurgical periodontal needle holder	Microneedle holder Schlee NHSLSCHLEE)		• Lock to firmly secure the needle • Can be guided through coarse gingival tissue with

			<ul><li>controlled grip pressure</li><li>Slender shape allows them to reach far into interproximal areas</li></ul>
Microsurgical suturing foreceps			<ul><li>Can easily grab microsutures which can be tom with usual surgical suturing foreceps</li></ul>
Microscissors	a.Micro-vannas tissue scissors b.Goldman-Fox scissors c.Ligature scissors FD252R		<ul><li>Smooth cutting of fine and coarse tissues</li><li>Reduced tissue trauma</li></ul>
Microsutures	6-0 to 10-0	Vicryl polyglactin (7-0) to 10-0) Eilon polyamide(7-0,9-0)) Prolene polypropylene(8-0, 10-0))	<ul><li>Better vound closure</li><li>Minimizing gaps or voids at the wound, rapid healing with less post-operative inflammation, pain and risk of scar formation.</li></ul>
Microsurgical needles	a.Reverse cutting needles with precision tips b.Spatula needles with microtips		Shallow needle track and precise needle point allows extremely accurate apposition and closure of flap

REFERÊNCIAS:

1. Serafín D: Microcirurgia: Passado, presente e futuro. Plast Reconstr Surg 66:781, 1980.

2. Shanelec D A e Tibbetts LS. Uma perspetiva sobre o futuro da microcirurgia periodontal Periodontologia 2000; 1996 : 11 : 56 -64.

3. Kim, J.M. (2001) Visualização melhorada durante a prática dentária utilizando sistemas de ampliação. Compêndio de formação contínua em medicina dentária 19, 595-611.

4. Shanelec D A: Princípios ópticos das lupas. Calif Dent Assoc J 20:25. 1992.

5. Tibbetts, L.S. & Shanelelc, D. (1998) Microcirurgia periodontal. Dental Clinics of North America, 42 (2),339-359.

6. Cortellini, P. & Tonetti, M.S. (2007) Uma técnica cirúrgica minimamente invasiva com um derivado de matriz de esmalte no tratamento regenerativo de defeitos intra-ósseos: Uma nova abordagem para limitar a morbilidade. Jornal de Periodontologia Clínica, 34, 87-93.

7. Stambaugh RV, Myers G, Ebling W, Beckman B, Stambaugh K. Visualização endoscópica do sulco dentário da gengiva submarginal e das superfícies das raízes dos dentes. Journal of periodontology. 2002 Apr;73(4):374-82.

8. Visualização endoscópica do sulco dentário subgengival e da superfície da raiz do dente.mJournal of Periodontology, 73, 374-382.

9. Harrel, S.K., Wilson, T.G. Jr. & Rivera-Hidalgo, F. (2013) Um videoscópio para utilização em cirurgia periodontal minimamente

invasiva. Jornal de Periodontologia Clínica 40, 868-874.

10. Belcher J. M a perspective of periodontal microsurgery; Int J Periodontics Restorative Dent 2001; 21 :191 -196.

11. Kang KK, Grover D, Goel V, Kaushal S, Kaur G. Microcirurgia periodontal e instrumentação microcirúrgica: uma revisão. Dent. J. Adv. Stud. 2016 Aug;4:74-80.

CAPÍTULO 6: CONCEPÇÕES DE RETALHO MINIMAMENTE INVASIVAS E CIRURGIA DE IMPLANTES DENTÁRIOS SEM RETALHO

Algumas das primeiras aplicações da abordagem "sem retalho" na cirurgia de implantes dentários envolveram técnicas inovadoras de preservação do local desenvolvidas para a colocação imediata ou retardada de implantes após a extração de dentes em áreas de grande preocupação estética.[1]

A lógica da abordagem sem retalho nestes casos foi isolar o implante e/ou o alvéolo enxertado da cavidade oral, obtendo um efeito de regeneração óssea guiada inclusiva, preservando simultaneamente a circulação e os contornos estéticos dos tecidos moles.[2] Tratou-se de um afastamento radical do conceito, então fortemente apoiado, de isolar os implantes colocados em alvéolos de extração recentes com uma membrana de barreira e fecho primário com retalho. Além disso, a crescente experiência clínica demonstrou que os contornos estéticos dos tecidos duros também eram mantidos através da utilização de técnicas de extração minimamente traumáticas e de materiais de enxerto ósseo de substituição lenta.[3] Esta abordagem produziu resultados previsíveis mesmo nos casos mais difíceis, com múltiplos implantes contíguos colocados em áreas de grande preocupação estética.

Com a introdução da tomografia computorizada (TC) de feixe cónico no consultório, a melhoria do acesso ao exame de TC convencional e o novo software de planeamento do tratamento com implantes dentários que permite a avaliação tridimensional de potenciais locais de implantes, a utilização da cirurgia sem retalhos para a colocação de implantes tem vindo a ganhar popularidade entre os cirurgiões de implantes.[4] Na sua forma mais simples, a cirurgia sem retalhos envolve a utilização de um dispositivo de perfuração de tecidos para obter acesso ao rebordo alveolar para a colocação de implantes ou ligação de pilares. Embora a abordagem sem retalho tenha sido inicialmente sugerida e adoptada por cirurgiões de implantes principiantes, a utilização bem sucedida desta abordagem requer frequentemente experiência clínica avançada e discernimento cirúrgico.[5]

Os implantes dentários osteointegrados não possuem um complexo vascular do ligamento periodontal; como resultado, o enxerto de tecido mole, incluindo o tratamento de defeitos de recessão de implantes, requer uma cobertura completa de tecido mole dos materiais de enxerto, independentemente do tamanho do defeito ou do material utilizado. Em contraste, no ambiente dentário, os defeitos mais pequenos podem ser tratados com uma intervenção cirúrgica mínima e o tecido autógeno pode ser deixado exposto. A largura biológica na dentição natural ocorre acima da crista alveolar residual e é composta pelo tecido conjuntivo e pela ligação epitelial que separa o ambiente oral do osso. No entanto, a largura biológica do implante dentário forma-se geralmente apicalmente à junção implante-pilar ("microgap")[6] . Quando a espessura do osso facial é inferior a 2 mm, a remodelação resultará na perda de osso da crista e o resultado será a recessão dos tecidos moles ou a formação de bolsas de tecidos moles mais profundas do que as observadas com os dentes naturais. Num esforço para eliminar o risco de recessão, parece prudente manter ou aumentar o local para desenvolver o osso e tecido mole mais espessos possíveis.[7]

Os objectivos[8] da cirurgia plástica gengival peri-implantar são

    1. Aumenta a largura e a espessura dos tecidos existentes;

    2. Assegure-se de que existe tecido mole suficiente para permitir um bom desenvolvimento do perfil de emergência para coroas de implantes;

    3. Mascarar materiais de restauração subjacentes;

    4. Evitar a recessão dos tecidos moles;

    5. Oferecem resistência suficiente aos tecidos para mastigação e cuidados diários em casa

    6. Facilitar o fecho e a cicatrização de feridas

Técnica cirúrgica sem retalhos e desenhos de retalhos:

A cirurgia de implantes sem retalho envolve a colocação de um suporte de implante sem elevação do epitélio, do tecido conjuntivo ou do periósteo sobre o osso alveolar. [160]No entanto, para colocar a estrutura do implante, é necessário um acesso cirúrgico ao osso subjacente, tendo sido utilizada uma variedade de técnicas de tecidos moles.

Estes incluem

- Uma excisão com punch de tecido mole,[9]
- Uma pequena/mini-incisão [10]
- Preparação direta através do tecido mole[11] ao preparar o local da osteotomia.

A técnica de punção de tecidos moles excisa um pequeno diâmetro específico de tecido mole sobrejacente que corresponde ao diâmetro planeado da fixação do implante. É de natureza ressectiva e é normalmente efectuada utilizando um punção ou uma broca para tecidos moles.[12]

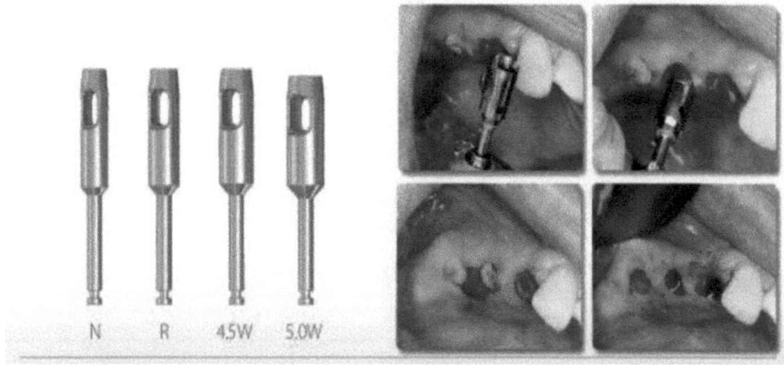

Figura 1: A técnica de punção dos tecidos moles[66]

Outro método de ressecção é a técnica direta dos tecidos moles e envolve a remoção dos tecidos moles durante a preparação do leito do implante, utilizando as brocas de osteotomia cirúrgica. Uma vez que estas técnicas são ambas de natureza ressectiva, não permitem o encerramento primário e a submersão da fixação do implante e, como tal, só podem ser utilizadas quando se pretende e é adequada uma técnica cirúrgica de fase única. A sua natureza ressectiva significa que é necessária uma avaliação cuidadosa da qualidade e da quantidade de tecido queratinizado. [13]

É necessário um mínimo de 1,5 mm de tecido queratinizado peri-implantar circunferencial à volta do implante após a cirurgia para fornecer elementos de tecido epitelial e conjuntivo para a integração dos tecidos moles e o desenvolvimento de uma largura biológica. Também fornece tecidos mais estáveis e resistentes à recessão dos tecidos moles, o que, por sua vez, ajuda a facilitar boas medidas de higiene oral, minimizando assim o risco de doenças peri-implantares.[14]

A técnica de mini-incisão é não ressectiva e envolve a colocação de uma pequena incisão para aceder ao osso alveolar subjacente. Esta incisão deve ter um tamanho adequado para acomodar as brocas de osteotomia e permitir a colocação da fixação do implante. Devido ao facto de se tratar de uma técnica não ressectiva, pode ser utilizada como um procedimento cirúrgico de uma ou duas fases, uma vez que o tecido mole ainda está presente para cobrir o local da cirurgia e submergir o suporte do implante durante a cicatrização. É particularmente útil quando existe pouco tecido queratinizado peri-implantar, que é preservado com esta técnica e pode aliviar a necessidade de uma intervenção cirúrgica adicional, como um enxerto de tecido conjuntivo .[15]

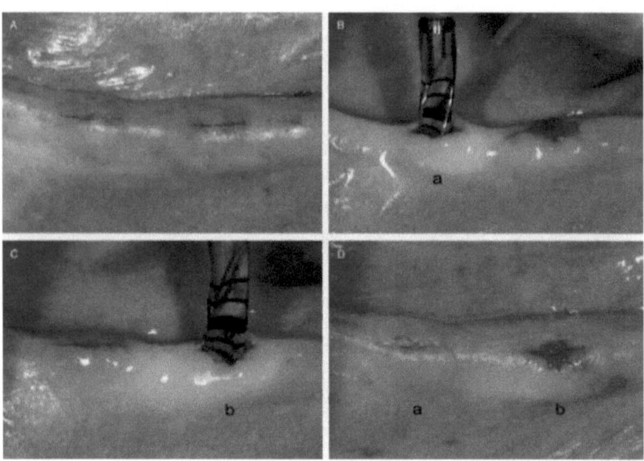

Figura 2: A técnica de mini-incisão[66]

Ao considerar o desenho do retalho cirúrgico para a colocação cirúrgica de implantes dentários, ***Sclar et al***[15] propuseram um conjunto de critérios.

Figura 3: Critérios para a conceção do retalho[15]

No entanto, os critérios de Sclar não podem ser totalmente cumpridos quando é utilizada uma técnica cirúrgica de implante sem retalho e, por isso, é imperativo que os cirurgiões estejam conscientes das limitações que uma técnica cirúrgica sem retalho tem em comparação com a elevação de um retalho mucoperiosteal, que deve ser considerada muito cedo nas fases de planeamento do tratamento para garantir a obtenção de resultados de tratamento óptimos e previsíveis.[16]

Princípios de conceção do retalho minimamente invasivo :

Ao conceber um retalho para cirurgia de tecidos moles peri-implantares, deve ter-se em consideração o fornecimento de sangue, o manuseamento cirúrgico, a obtenção de um encerramento sem tensão e a antecipação dos potenciais efeitos do edema pós-operatório. Os factores importantes a ter em conta para o sucesso a longo prazo dos enxertos livres de mucosa e de tecido conjuntivo incluem a fixação primária sem mobilidade, a revascularização e a revitalização a partir do local recetor. Para serem minimamente invasivos, os procedimentos cirúrgicos plásticos peri-implantares devem seguir os princípios cirúrgicos mucogengivais conhecidos e ser concluídos atraumaticamente. Os desenhos de retalho em crista são os mais utilizados, enquanto os desenhos em túnel e pedículo têm mostrado aplicações crescentes.[17]

O retalho iniciado na crista permite que os tecidos moles bucais ou palatinos sejam manipulados como espessura total (mucoperiosteal), espessura dividida (mucosa - tecido conjuntivo de espessura total), espessura dividida da camada superficial (mucosa - tecido conjuntivo limitado) ou uma combinação destes desenhos de retalho.[17] A posição da incisão na crista pode variar entre o aspeto médio-crestal e o palatal para aumentar a altura vertical final do tecido queratinizado bucal e o volume do retalho. Os desenhos também podem incluir a manutenção da continuidade do periósteo e do tecido conjuntivo palatino com o retalho bucal, de modo a aumentar o comprimento do retalho, permitindo um maior volume com o encerramento primário. Uma incisão vestibular deve seguir um desenho de envelope com libertação nos dentes adjacentes, libertação marginal na junção mucogengival, ou manutenção de uma forma trapezoidal com libertações verticais para otimizar o fornecimento vascular e promover a contenção do enxerto.[18]

Um desenho de retalho bucal requer frequentemente uma incisão de libertação periosteal na base do retalho para um avanço passivo do retalho e um encerramento sem tensão. A aplicação com incisões de libertação verticais pode reduzir a extensão da exposição horizontal e melhorar o posicionamento coronal, mas pode reduzir o fornecimento vascular, especialmente se for combinada com uma incisão de libertação periosteal apical. Se a libertação do retalho não for passiva (a libertação periosteal e muscular é insuficiente) ou se a espessura do retalho for comprometida por ser demasiado fina, pode ocorrer deiscência da ferida e retração do retalho, comprometendo o resultado cirúrgico.[19]

O design tradicional *do retalho de espessura parcial*[20] permite a preservação do periósteo com a manutenção do fornecimento vascular ao osso alveolar subjacente e ao periósteo exposto para revascularização quando utilizado com procedimentos de enxerto de tecidos moles abertos. A dissecção é concluída ao longo do plano supra-periosteal por incisão direta. O *retalho de espessura parcial de camada superficial* varia da dissecção de espessura parcial tradicional, na medida em que a lâmina de bisturi segue os contornos do retalho bucal externo em vez do contorno alveolar, e pode obter uma mobilização adequada sem libertação periosteal.[20]

Esta dissecção permite a máxima libertação e mobilidade do retalho para um encerramento sem tensão, e pode reduzir a hemorragia e o edema pós-operatórios, uma vez que a camada muscular não é perturbada. Pode ser muito útil em procedimentos de cirurgia plástica periodontal, permitindo a colocação de um grande volume de enxerto de tecido mole sem comprometer o encerramento primário. No entanto, é necessário ter cuidado para manter uma quantidade razoável de tecido conjuntivo na camada superficial do retalho, a fim de manter uma vascularização adequada e evitar a perfuração do retalho.[21]

A abordagem *do retalho em túnel*[22] pode ser apenas supra-periosteal, apenas subperiosteal ou uma combinação de ambas. Originalmente, o retalho em túnel supra-periosteal foi concebido com uma incisão sulcular que se estende até à junção mucogengival para utilização com enxerto de tecido conjuntivo para cobertura radicular em defeitos de recessão. O espaço do túnel é limitado e são necessárias incisões de libertação verticais para permitir a colocação do enxerto. Com a *técnica de túnel modificada*[23] , completa-se uma dissecção de espessura total até ao nível da junção mucogengival e, em seguida, estende-se para além da junção mucogengival de uma forma supra-periosteal. Esta modificação pode permitir uma maior mobilização do retalho sem adesão das fibras musculares, dando maior acesso para o aumento dos tecidos moles através da incisão sulcular inicial.

Quando é necessário *um aumento ósseo* num futuro local de implante, é importante avaliar primeiro a qualidade e a quantidade de tecidos moles no local recetor.[24] É necessário um retalho espesso, largo e passivo com gengiva queratinizada sobrejacente para suportar o trauma de um procedimento de aumento ósseo de grandes dimensões, para manter o fornecimento vascular e para evitar a deiscência da ferida. Assegurar uma zona ampla de tecido queratinizado também ajudará a fornecer um fornecimento adequado de sangue e a força do retalho necessária para suportar as forças criadas pelo edema e pela contração da ferida. O enxerto de tecidos moles com um xenoenxerto ou autoenxerto é por vezes necessário como um procedimento separado antes da cirurgia de enxerto ósseo reconstrutivo. Em alternativa, pode ser possível efetuar simultaneamente enxertos de tecidos duros e moles se for possível obter uma cobertura adequada do retalho sobrejacente.[24]

Os retalhos pediculados mantêm o seu próprio fornecimento vascular e podem oferecer um prognóstico mais favorável do que os enxertos livres. O desenvolvimento e a mobilização desses retalhos requerem dimensões pediculares e suprimento sanguíneo adequados para manter a vitalidade do retalho. Podem ser utilizados retalhos de espessura total, mas deixam um defeito significativo na zona doadora. Os retalhos de espessura dividida são mais frequentemente desenvolvidos com epitélio e tecido conjuntivo ou tecido conjuntivo e periósteo, mantendo uma cobertura residual sobre a zona doadora. [25]

Os retalhos podem ser reposicionados apicalmente, lateralmente, coronalmente ou dobrados sobre o pedículo para obter cobertura de tecido mole ou aumento de volume no local recetor.[26] O tecido conjuntivo pode ser enxertado de forma mais previsível se for fixado por um retalho sobreposto, especialmente em situações com um leito periosteal comprometido, como no caso de uma raiz exposta ou superfície de implante ou defeito ósseo residual. A abordagem mais simples é usar o retalho posicionado apicalmente, que pode ser completado com uma dissecção de espessura total ou dividida, como discutido anteriormente. A dificuldade técnica destes retalhos aumenta com o reposicionamento coronal e lateral para desenhos mais complexos de espessura parcial do palato.[27]

Vantagens da cirurgia sem retalho :

Muitas são as vantagens[28] que tornaram a cirurgia sem retalho de implantes dentários um ato cada vez mais procurado por clínicos e pacientes.

- **Cicatrização mais rápida dos tecidos moles**: a cirurgia sem retalho evita a reflexão dos tecidos moles reduzindo o trauma cirúrgico. Como resultado, o processo necessário de cicatrização da ferida é mínimo, com ausência de cicatriz e suas complicações típicas da cirurgia convencional como a deiscência do retalho. A ausência de sutura na maioria dos casos contribui igualmente para o melhor aspeto pós-operatório da área cirúrgica.

- **Interferência mínima no fornecimento de sangue**: como a técnica sem retalhos implica apenas um orifício essencial na mucosa na técnica sem retalhos, o fornecimento de sangue é pouco afetado em comparação com o que acontece nas cirurgias com grandes retalhos que são obrigados a ser concebidos com uma base ampla para evitar a necrose do retalho.

A vascularização do osso subjacente é determinada por três fontes essenciais: [29]

- Vasos principais do supra-periósteo

- Plexo vascular do ligamento periodontal, e

- Os vasos do osso alveolar.

Com a ausência de um dente, o plexo do ligamento desaparece, permanecendo a vascularização garantida pelas duas outras fontes. Nestas condições, a reflexão do retalho implica uma perda do fornecimento de sangue dos vasos supra-periósteos, pelo que a vascularização do osso depende dos seus próprios vasos, o que é uma fonte de sangue pobre no caso do osso cortical. Este facto implica um certo nível de reabsorção óssea durante a cicatrização nos casos em que ocorre uma reflexão do retalho mucoperiósteo.

Vários estudos corroboram que a reabsorção óssea que se segue à cirurgia de retalho provoca uma diminuição da vascularização, ameaçando os resultados estéticos finais.

Kim et al em 2009[30] num estudo realizado em cães, observaram que nas áreas onde foi colocado um implante flapless apresentavam uma vascularização muito mais rica do que a área em que a cirurgia foi convencional, fazendo assim uma melhor vascularização das áreas em que não foi praticado o retalho.

Jeong et al, em 200731 , publicaram um estudo comparativo em cães sobre a cicatrização do alvéolo após a inserção de um implante com ou sem retalho, demonstrando que os locais com a técnica sem retalho apresentavam uma maior osseointegração (maior contacto osso-implante-BIC) e menor perda óssea peri-implantar, que foi medida por uma maior altura da crista óssea nestes implantes.

You et al 20093 repetiram o modelo anterior, verificando, três meses após a cirurgia de implante, que a técnica sem retalho podia reduzir a inflamação gengival, reduzir a altura do epitélio juncional e reduzir a perda óssea.

Resumindo os estudos publicados sobre cirurgia flapless, de uma forma geral apresentaram uma ampla variabilidade metodológica, com um seguimento médio de 19 meses, perda óssea nas cirurgias sem retalho que variou de 0,7 mm a 2,6 mm de acordo com as séries, sendo que a maioria deles não seguiu um estudo comparativo da cirurgia flapless em paralelo à técnica convencional. No entanto, em geral a cirurgia flapless mostrou eficiência e eficácia clínica, dependendo do sucesso dos métodos radiológicos utilizados, do treinamento e do julgamento clínico do cirurgião.[33]

Como consequência, existe evidência experimental de que nos

casos sem reflexão do retalho a mucosa peri-implantar é mais vascularizada e tem dimensões reduzidas. Também parece mostrar uma menor perda de osso peri-implantar crestal, mas isto ainda não está completamente provado.[34]

    - Redução da hemorragia: uma das maiores vantagens da cirurgia sem retalho, que tanto o médico como o doente apreciam, é a redução significativa da hemorragia intra e pós-operatória. O facto de não refletir um retalho resultou numa extravasão sanguínea muito menor e, por conseguinte, num campo cirúrgico limpo que proporciona intervenção e encurta a sua duração.

Esta caraterística da cirurgia minimamente invasiva torna-a especialmente indicada em doentes idosos e com determinadas patologias (diabetes, imunodeficiência) em que é essencial induzir o mínimo de danos possível no doente e efetuar a operação no menor tempo possível.[188] Por outro lado, e dada a tendência atual dos protocolos em Hematologia para não suprimir anticoagulantes e antiplaquetários antes da cirurgia, a técnica flapless é muito mais segura para o tratamento destes doentes, evitando o risco de hemorragias moderadas ou prolongadas que ocorrem nas intervenções convencionais que requerem medidas hemostáticas locais.[34]

    - Redução do tempo cirúrgico: a ausência de retalho e sutura simplifica muito a cirurgia, encurtando a sua duração na maioria dos casos 0[19- 194] No entanto, este tipo de cirurgia exige uma concentração especial quando se trata de uma técnica sem visão direta do osso. Por este motivo, o planeamento da intervenção necessita normalmente de uma maior dedicação e tempo do que as cirurgias de implantes convencionais (para planeamento virtual).

Becker et al em 2005[35] , num estudo prospetivo multicêntrico, avaliaram a técnica de colocação de implantes sem retalho e determinaram que, para além de ser um procedimento previsível, era realizado num período de tempo mais curto em comparação com a técnica convencional, com 28 minutos em média de duração da cirurgia.

Lindeboom et al em 2010[36] num relatório, não encontraram diferenças significativas na duração do procedimento entre as duas técnicas.

• **Menor morbilidade e maior conforto para o doente:** Todos os estudos concordam que o período pós-operatório nestes casos é muito menos sintomático em comparação com a cirurgia convencional. Como os doentes declaram um pós-operatório mais confortável, estão também muito mais satisfeitos com o tratamento.

Fortin et al[37] ***em 2006 e Nkenke et al***[38] ***em 2007*** constataram que a técnica flapless estava associada a uma redução estatisticamente significativa da dor pós-operatória medida pela escala visual analógica (EVA), tendo em conta a duração da dor e o consumo de analgésicos.

• **Taxas de sobrevivência elevadas:** ***Brodala et al em 2012***[39] numa revisão sistemática, mostrou que existem catorze estudos, com um total global de 2040 implantes em 778 pacientes com uma média de

19 meses de monitorização. Os seus resultados mostram uma sobrevivência de 98,6% nos estudos prospectivos e de 95,9% nos retrospectivos.

Rousseau em 2017[39] num ensaio clínico colocou 174 implantes em 121 pacientes utilizando a técnica flapless e comparou com um grupo de controlo ao qual foi realizada a cirurgia convencional; Avaliaram o sucesso, a segurança e as alterações ósseas, encontrando 98,3% de sucesso após dois anos com a técnica flapless, não havendo diferenças estatisticamente significativas em comparação com a técnica de retalho.

Jeong et al em 2021[40] efectuaram um estudo experimental em mais de 432 implantes, obtendo 100% de sucesso após um ano, com uma perda óssea média de 0,3 mm. Concluem que a técnica flapless é previsível, conseguindo preservar o osso da crista e a saúde da mucosa peri-implantar.

Limitações e complicações da técnica flapless:

Como se pode constatar pela revisão das provas científicas, a técnica flapless apresenta também algumas limitações que são analisadas em seguida :[41]

- Uma técnica cega:

A falta de reflexão do retalho e o pequeno diâmetro da abertura da mucosa fazem com que exista um campo cirúrgico mínimo, pelo que a visão é muito limitada, sendo dificultada a visualização correta da cortical, da forma da crista ou das concavidades. Isto facilitará o

aparecimento de complicações como a fenestração da cortical, a má
colocação do implante e a sua má angulação.

Como consequência de tudo isto, será fundamental fazer um
correto diagnóstico prévio, tanto clínico como radiológico, assim como
um adequado planeamento cirúrgico para evitar improvisações e
complicações intra-operatórias.

Para além de dispormos de vários exames radiológicos,
especialmente a ortopantomografia e a TAC de feixe cónico, nos quais
se visualizam as dimensões da zona a intervir, é importante dispormos
de diferentes recursos clínicos para determinar a largura da crista óssea,
a fim de tomarmos a decisão de realizar ou não a técnica flapless; assim,
a utilização de calibradores, limas endodônticas para avaliar o tamanho
gengival, palpação da crista, etc., ajudarão a tomar decisões neste tipo
de casos.[42]

Estas limitações fazem com que esta técnica seja restrita a
cirurgiões experientes que possam obviar as limitações que ela
apresenta.

Domínguez Campelo e Domínguez-Cámara em 20024
efectuaram uma análise da técnica flapless ao longo de 10 anos,
encontrando 25% de complicações nos casos tratados no primeiro ano,
e uma incidência decrescente nos anos seguintes até atingir a
inexistência das mesmas no 10º ano, o que os autores atribuem à curva
de aprendizagem

- **Risco de danificar estruturas anatómicas**

Os limites da visão têm como consequência a possibilidade de danificar estruturas vizinhas como a cortical, especialmente a cortical vestibular, as raízes dos dentes vizinhos, nervos importantes ou o seio,

Dominguez Campelo 2002[44] , *Wittwer* 2006[45] , *Cannizzaro*[46] 2007 e *Di Giacomo*[47] 2011 na série de estudos prospectivos, investigaram as variáveis que afectam a presença de lesões nas estruturas vizinhas, relacionando-as principalmente com a experiência do cirurgião.

- **Dificuldade de queratinização da gengiva**

Existe alguma controvérsia sobre o papel que desempenha a gengiva queratinizada à volta dos implantes, e o sucesso a longo prazo dos mesmos. Embora existam estudos que defendam que a falta de gengiva queratinizada não influencia o sucesso dos implantes a longo prazo, a tendência mais seguida atualmente é que, embora não seja essencial, as taxas de insucesso são mais elevadas quando existe pouca ou nenhuma gengiva queratinizada à volta do implante.[48]

- **Impossibilidade de manipular o retalho por razões estéticas**

O facto de não levantar um retalho e de limitar a abertura a apenas alguns milímetros torna muito difícil a realização desta técnica de cirurgia plástica periodontal para aumentar o volume dos tecidos moles bucais ao implante, ou melhorar a situação e o volume da papila.[49] Estas operações permitem melhorar a estética das reabilitações, assegurando ao mesmo tempo a estabilidade a longo prazo dos tecidos moles à volta do implante. Por este motivo, nos casos em que existe pouco volume de tecidos moles, será preferível efetuar uma cirurgia convencional para melhorar a situação dos tecidos moles peri-implantares.[50]

Advantages	Disadvantages
Preservation of hard tissues	Inability to visualize extra-osseous implant when over soft tissue coverage applied to metal framework
Decreased surgical procedure time	Inability to visualize the topography of the underlying bone – there is no direct visualization of the bone
Reduced need for clinical work	Decreased access to bony contours that may require an osteoplasty
Reduction of postoperative complications such pain, swelling, infection, or instability	Difficulties in performing internal sinus lifts with a stabilized rigid structure (osteotomy preparation)
Reduction of need for implant-based tissue transfer	

Figura 4: Vantagens e limitações da técnica sem retalho[51]

Técnicas cirúrgicas 1.Preparação do local recetor aberto

A preparação clássica do local recetor aberto para enxerto de tecidos moles emprega geralmente incisões de libertação verticais nos ângulos da linha vestibular em ambos os lados do local cirúrgico. Uma dissecção de espessura dividida, evitando a deiscência do retalho, é estendida para além da junção mucogengival até à área vestibular. O leito periosteal deve estar livre de ligações musculares e ter um tamanho adequado para acomodar o enxerto pretendido. Isto permitirá um fornecimento de sangue para o enxerto a partir do periósteo subjacente com colocação aberta e um fornecimento de sangue bilaminar com reposicionamento coronal ou lateral para cobrir o enxerto, garantindo a sua sobrevivência. A dissecção é alargada para remover qualquer mobilidade vestibular e permitir que o retalho seja facilmente reposicionado na junção cemento-esmalte ou suturado ao vestíbulo. Se os dentes adjacentes também necessitarem de enxerto de tecido mole, qualquer convexidade radicular para além do alvéolo deve ser reduzida e as superfícies radiculares devem ser devidamente preparadas. O aplainamento cuidadoso da raiz e a desmineralização da superfície com um agente como o ácido cítrico saturado devem ser concluídos antes do enxerto.[51]

Enxertos de tecidos moles e técnicas de retalho aberto

A utilização de tecidos autógenos para o aumento de tecidos moles em redor de implantes dentários está bem descrita. O cirurgião de implantes deve desenvolver boas competências com estas técnicas num ambiente de retalho aberto antes de realizar aplicações minimamente invasivas. Embora o *enxerto gengival livre* tenha tido a história mais longa e seja tecnicamente menos exigente, a morbilidade do local do dador pode ser significativa, uma vez que fica com uma base de ferida de tecido conjuntivo exposta para cicatrização por segunda intenção. No entanto, o enxerto onlay utilizando enxertos gengivais de espessura total tem várias aplicações na cirurgia plástica peri-implantar, e pode ser utilizado antes ou durante a colocação do implante.[51]

Por exemplo, pode ser necessário em locais edêntulos que tenham um mínimo de tecido queratinizado, tecidos moles muito finos ou que necessitem de uma extensão vestibular.

Os enxertos de tecido conjuntivo são mais frequentemente utilizados em enxertos periodontais e peri-implantares, uma vez que oferecem melhores resultados em termos de cor e textura e têm menos morbilidade no local doador. Os locais doadores que podem ter quantidades adequadas de tecido conjuntivo incluem o palato, a região da tuberosidade e, ocasionalmente, outras áreas alveolares edêntulas. A área mais comum de onde se recolhe tecido conjuntivo é o palato, uma vez que tem a maior quantidade de tecido conjuntivo e é a mais acessível.

A técnica de incisão única para a recolha de enxertos de tecido conjuntivo pode ser completada com uma incisão horizontal efectuada a 3-5 mm da margem gengival livre dos dentes remanescentes. Uma dissecção de espessura parcial é então feita para libertar um retalho de tecido epitelial-conectivo palatino com espessura adequada para minimizar o risco de deiscência. A dissecção estende-se verticalmente para dentro da abóbada palatina, assegurando que uma espessura adequada de tecido conjuntivo e periósteo permaneça ligada ao osso para posterior recolha como enxerto de tecido conjuntivo. Depois de garantir uma extensão adequada do retalho para acesso ao tecido subjacente, o tecido conjuntivo e o periósteo podem ser elevados e colhidos com uma combinação de dissecção afiada e romba. Qualquer tecido adiposo que permaneça ligado à superfície inferior do enxerto é removido e o enxerto é mantido num ambiente húmido até poder ser transplantado para o local recetor.[52]

A utilização da *tuberosidade maxilar*[1] ou de outras áreas edêntulas com tecido conjuntivo hiperplásico pode fornecer pequenas ou mesmo grandes quantidades de tecido conjuntivo para aumento em locais com um ou vários dentes/implantes. A vantagem é uma redução significativa da morbidade do local doador. A utilização de incisões oblíquas ou semilunares pode maximizar as dimensões lineares do tecido colhido e/ou permitir a sua moldagem para se adaptar ao local recetor. O acesso à tuberosidade pode ser mais difícil e requerer instrumentos especializados, e em alguns pacientes o local pode ter um volume de tecido inadequado. O enxerto de tecido mole com gengiva livre, tecido conjuntivo ou uma colheita de tecido de espessura total pode ser utilizado como uma barreira autóloga no enxerto de preservação do alvéolo.[52]

Abas de túnel :

Os retalhos em túnel[53] são minimamente invasivos e oferecem um suporte vascular ótimo para o enxerto de tecidos moles, proporcionando um fornecimento de sangue bilaminar nas superfícies exterior e interior do enxerto. Neste cenário, os enxertos de tecido conjuntivo autógeno não requerem uma submersão completa sob os retalhos sobrejacentes e podem ser utilizados para aumentar a qualidade e a espessura do tecido sobrejacente. O material de aloenxerto pode ser utilizado em locais com ≥2 mm de tecido existente

O tecido queratinizado mas, ao contrário do tecido conjuntivo autógeno, tem de ser completamente submerso. Em locais estéticos, quando é necessário um espessamento de tecido numa margem gengival frágil, pode ser utilizada uma incisão semilunar distante .[54]

A correção cirúrgica antes da fase de restauração foi fundamental para evitar qualquer migração apical do tecido marginal. Uma incisão semilunar apical ao defeito é utilizada para criar uma incisão de libertação supra-periosteal com uma faca Orban 1/2 Allen (Hu-Friedy, Chicago, IL) e um túnel para receber o enxerto. As papilas devem ser incluídas nesta abordagem com libertação supra-periosteal sobre a crista do rebordo para permitir que o tecido marginal superficial seja mobilizado coronalmente.[55] Um enxerto de tecido conjuntivo é então colhido da tuberosidade maxilar com uma incisão "semilunar oblíqua", desepitelizado e adaptado ao túnel.

Foram colocadas suturas horizontais em colchão tanto na mesial como na distal do local recetor para manipular o enxerto dentro do túnel. A aquisição inicial em cada local penetrou tanto no enxerto como na gengiva sobrejacente, saindo no aspeto palatino do sulco dentário adjacente. A sutura de retorno foi passada através da mucosa palatina numa forma de colchão horizontal, saindo do aspeto vestibular do sulco anterior para fixar o enxerto numa posição coronal. O fechamento no local doador da tuberosidade é alcançado.

Após a preparação da raiz com curetas periodontais, a preparação do tecido mole foi iniciada através do sulco com dissecção afiada utilizando uma faca Orban 1/2 Allen. Seguiu-se uma dissecção supra-periosteal romba com um elevador periosteal Allen (Hu-Friedy,

Chicago, IL)[226] , libertando as papilas do osso subjacente e estendendo-se apicalmente cerca de 10 mm. Seguiu-se uma dissecção afiada com a faca Orban de 1/2 Allen para proporcionar mobilidade ao retalho. Não foram utilizadas incisões verticais externas de libertação, e a matriz dérmica acelular (Alloderm) foi introduzida através do sulco do retalho labial mobilizado. Como a exposição do aloenxerto de matriz dérmica pode levar à perda de material do enxerto, o enxerto e o retalho devem ser suturados separadamente .[54]

O enxerto pode ser inicialmente suturado com a sutura contínua subgengival de duplo dorso descrita pela primeira vez por Allen. Após a sutura do enxerto, as margens do túnel podem então ser avançadas para cobrir completamente o enxerto e fixadas com suturas verticais interrompidas em colchão com os nós no aspeto facial.

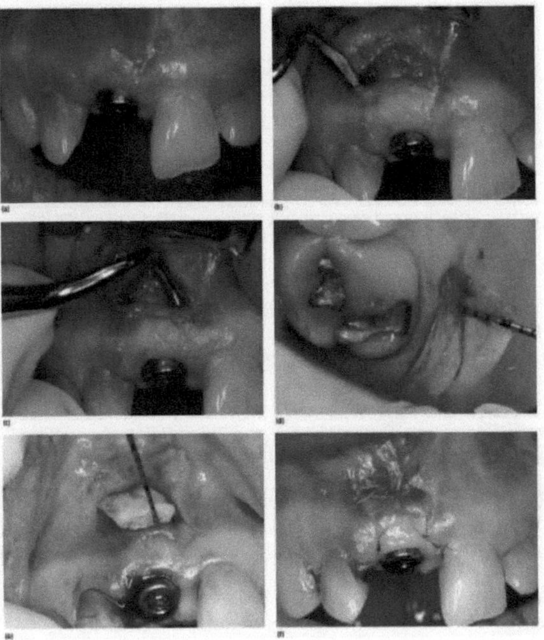

Figura 5: Limitações Uma incisão semilunar na mucosa na junção mucogengival[66]

Técnicas "plásticas" de pedículos vasculares

A vantagem dos retalhos pediculados[229] é que eles retêm seu próprio suprimento vascular. Eles podem ser posicionados apicalmente, coronalmente, lateralmente ou de forma rotacionada. As indicações incluem o reposicionamento do tecido queratinizado adjacente, a obtenção de um fecho primário sobre um defeito de alvéolo de extração aberto ou o fornecimento de um suprimento sanguíneo bilaminar para um procedimento de melhoria do tecido conjuntivo .[55]

Retalho posicionado apicalmente

O retalho posicionado apicalmente é um procedimento simples, que pode ser utilizado durante a cirurgia de colocação de implantes ou na segunda fase de descolagem de implantes, quando existe tecido queratinizado inadequado no local. Um retalho posicionado apicalmente aumenta o volume de tecido queratinizado e aderente, e também pode ajudar a aumentar a profundidade vestibular. O desenvolvimento do local do implante pode ser concluído com uma técnica de expansão do rebordo com osteótomo com exposição limitada da crista. Após a colocação do implante, pode ser fabricada e inserida uma restauração provisória aparafusada imediata. O retalho de tecido mole deve ser posicionado apicalmente para o lado vestibular para aumentar a altura e o volume facial do tecido queratinizado.[56]

Retalho avançado coronal

Os retalhos avançados coronais podem ser utilizados para cobrir enxertos de tecido conjuntivo, para engrossar o biótipo, para proporcionar uma aparência de eminência radicular e para disfarçar o envelhecimento do tecido dos componentes do implante subjacente. O tecido avançado coronal manterá a sua cor e textura originais.

Ao reposicionar o tecido queratinizado coronalmente, é melhor ter pontas de papila saudáveis 3-4 mm coronais à margem do novo tecido desejado, a fim de fornecer suporte vascular lateral adequado para o retalho quando posicionado sobre um dente avascular ou superfície de implante. O recobrimento radicular pode ser bem sucedido se a restauração tiver ≤2 mm de profundidade na superfície radicular e a margem gengival desejada for 3 mm apical às pontas das papilas adjacentes. Normalmente, é necessário efetuar uma desratização da superfície da raiz para reduzir a proeminência vestibular no interior do alvéolo.[57]

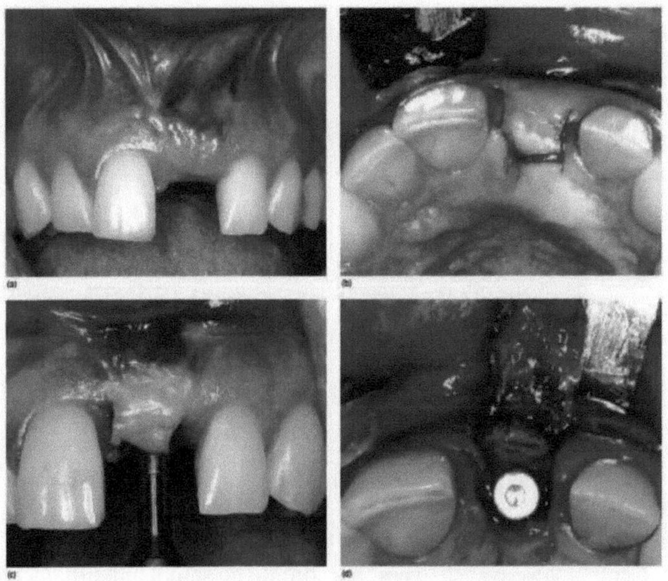

Figura 6: Foi utilizada uma incisão palatina sem papila para um retalho posicionado apicalmente e para a colocação de implantes[66]

Retalho pedicular reposicionado lateralmente

Quando existe uma deficiência de tecido mole sobre um implante e existe gengiva adequada nos locais dos dentes adjacentes, pode ser utilizado um retalho lateral reposicionado para corrigir a deficiência. Para ultrapassar o defeito estético do implante, pode ser utilizada uma abordagem combinada com um retalho avançado coronal, um retalho pediculado lateral rodado e um enxerto de tecido conjuntivo. Foi efectuada uma incisão intrasulcular para o retalho avançado coronal e continuada lateralmente com incisões oblíquas submarginais nas papilas adjacentes. O retalho estendeu-se para a mesial e distal de um dente para além do defeito de recessão. O componente mesial foi libertado primeiro por dissecção de espessura parcial, rodado sobre o defeito de recessão no implante e fixado ao componente distal fixo com sutura de monofilamento de polipropileno 6-0.

O componente distal remanescente foi libertado numa camada superficial, de forma dividida, mantendo o ângulo da dissecção paralelo à mucosa sobrejacente. Foi colhido tecido conjuntivo do palato posterior direito e colocado sob o retalho combinado. Esta adição de tecido conjuntivo teve como objetivo estabelecer uma gengiva espessa para mascarar os componentes do implante subjacente. O enxerto foi estabilizado com fio de sutura crómico 5-0, seguido da fixação do retalho combinado avançado coronal com fio de sutura monofilamentar 6-0. O seguimento de 4 anos revelou estabilidade do tecido aproximadamente 3 mm apicalmente às pontas das papilas.[58]

Palacci e Nowzari[58] introduziram outra técnica para permitir o encerramento primário e criar uma anatomia tecidular estável à volta dos pilares dos implantes, rodando estrategicamente pequenos pedículos do retalho palatino maior para preencher os espaços interproximais da ferida. O retalho foi concebido para permitir que o aspeto vestibular seja posicionado apicalmente para assegurar a qualidade e quantidade adequadas de tecido queratinizado. É efectuada uma *incisão em forma de "c"* no retalho palatino para permitir que os pedículos se desloquem para os espaços interproximais mesiais e/ou distais criados pelo retalho vestibular posicionado apicalmente. O retalho de tecido é rodado para a posição pretendida, mantendo o fornecimento vascular através do pedículo com sutura para um encerramento primário do tecido mole sem tensão). Esta manipulação cirúrgica dos tecidos moles pode produzir um contorno melhorado dos tecidos moles peri-implantares que corresponde à arquitetura gengival natural.

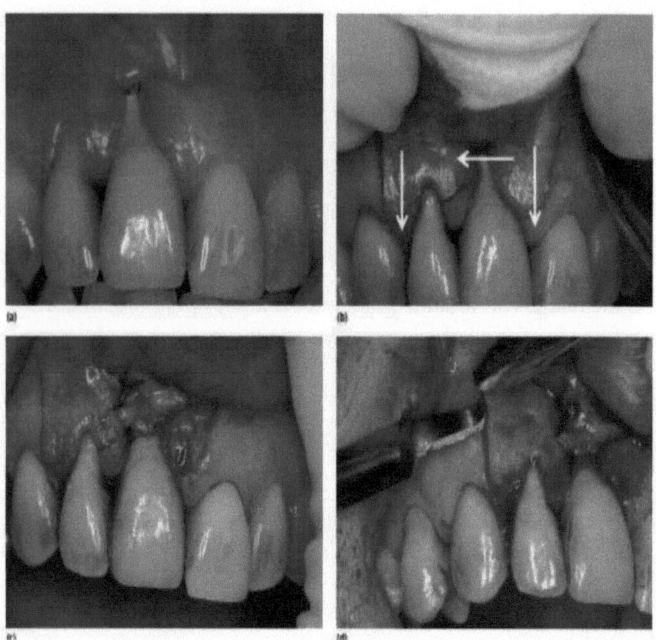

Figura 7: retalho combinado superfi cial de espessura parcial avançado coronalmente com cobertura total de enxerto de tecido conjuntivo[66]

Técnica de envelope de rolo pedicular dividido em torno de implantes :

Muitas técnicas de aumento do rebordo têm sido aplicadas para condicionar a topografia do rebordo No entanto, os tecidos enxertados sofrem frequentemente uma reabsorção imprevisível. Por conseguinte, é frequentemente necessário efetuar um novo enxerto na segunda fase da cirurgia. Está documentado que uma deficiência de dimensão inferior a 3 mm pode ser resolvida apenas com o aumento de tecido mole. Assim, foram concebidos enxertos de tecidos moles e vários desenhos de retalhos para a compensação do contorno. A aquisição de tecido mole do palato agrava a morbidade do paciente e, em comparação com os enxertos pediculados, os enxertos de tecido conjuntivo livre (CTG) têm um risco maior de encolhimento.

Para contornar estes problemas, *Man et al, em 2013,* desenvolveram uma técnica de envelope de rolo palatino para a reconstrução de tecidos moles em torno de implantes únicos que é minimamente invasiva e tem o potencial de reduzir o encolhimento do enxerto e a formação de cicatrizes. No entanto, não pode ser aplicada à área do pôntico porque pode expor o tecido conjuntivo subjacente .[60]

Procedimento cirúrgico :

Sob anestesia local, foi efectuada uma incisão crestal inicial de espessura parcial de 1 a 2 mm em direção ao lado palatino, para obter uma quantidade máxima de tecido queratinizado no retalho labial, e de 1 a 2 mm de distância dos dentes adjacentes, para preservar a papila. Duas incisões verticais de espessura parcial, com 510 mm de comprimento, foram feitas no lado palatino A parte superficial foi elevada por dissecção afiada. Em seguida, uma outra incisão, paralela à união dos dois retalhos palatinos divididos, envolvendo apenas a parte mais profunda, desconectou ainda mais os dois retalhos. A metade mais profunda foi elevada e transformada num retalho pediculado móvel largo, que foi dividido em duas partes peri-implantares estreitas e uma parte pôntica larga com duas pequenas incisões verticais.

No caso de cantilevers suportados por um único implante, apenas foi necessária uma incisão vertical. Foi preparado um envelope labial. Após a inserção dos pilares de cicatrização, as partes peri-implantares foram enroladas e posicionadas no envelope labial para imitar o perfil de emergência no local do implante. O tecido enrolado no envelope empurrou ainda mais a mucosa que cobria a crista do pôntico para labial, eliminando a concavidade labial do local do pôntico. A parte pôntica foi então deixada in situ, de modo a cobrir o rebordo desnudado, deixando exposta uma faixa de tecido conjuntivo desepitelizado. Em seguida, no lado palatino, o retalho superficial dissecado foi estendido labialmente com um coágulo de sangue por baixo, para proporcionar um fecho sem tensão sobre o rebordo do pôntico. As suturas interrompidas ou em colchão (6-0) foram ancoradas no tecido conjuntivo exposto e no retalho superficial palatino para estabilizar ambos os retalhos e fechar a ferida.[61]

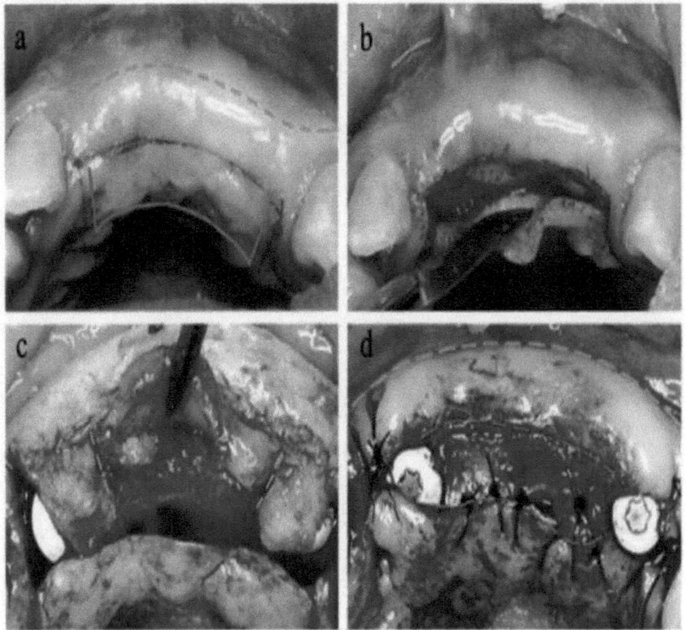

Figura 8: Técnica de envelope de rolo de pedículo dividido[66]

Foram registados bons contornos e preenchimento completo das papilas com um seguimento de 3-5 anos.

Esta técnica é uma modificação da técnica de Roll apresentada *por Abrams et al em 1980.*[62]

Behnam et al, em 2003[63] , num estudo prospetivo, avaliaram os resultados clínicos da abordagem microcirúrgica do retalho roll-in-envelope (RIE), em comparação com um método mais comummente utilizado para a manipulação dos tecidos moles peri-implantares, nomeadamente a técnica do retalho com sutura de retenção (HS), utilizando enxertos de tecido conjuntivo. Na presença de tecidos de suporte peri-implantares suficientes e quando indicado, o retalho RIE parece produzir resultados superiores, reduzindo a dor/desconforto, em comparação com os enxertos de tecido conjuntivo.

Técnica de incisão em forma de estrela para pacientes com gengiva tratados com próteses fixas implanto-suportadas:

A impactação alimentar horizontal causada pela recessão da gengiva é mais difícil de resolver do que a impactação alimentar vertical. Em primeiro lugar, as fibras à volta do implante correm paralelamente e aderem à superfície do implante, em vez das fibras perpendicularmente ligadas aos dentes naturais; em segundo lugar, as fibras à volta dos implantes contêm menos vasos sanguíneos e fibroblastos em comparação com os dentes naturais; em terceiro lugar, a largura biológica nos locais dos implantes está localizada subcrestalmente, em vez de supracrestalmente, como se vê nos dentes naturais, o que resulta na perda de osso interproximal. Como resultado, a preservação ou regeneração da papila periimplantar é um desafio. [64]

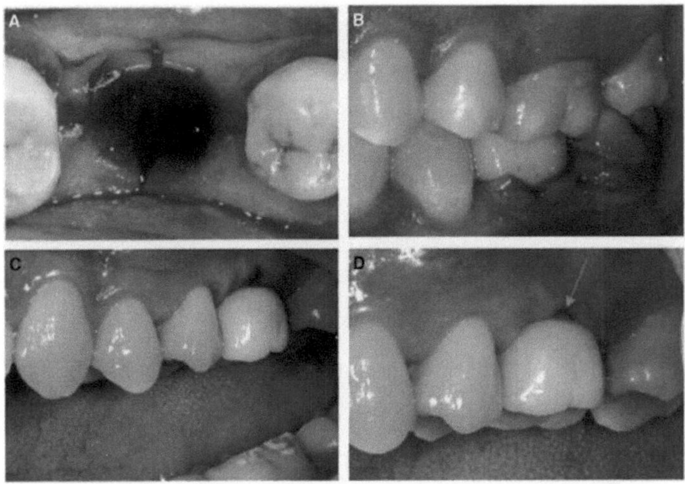

Figura 9: Técnica de incisão em forma de estrela [65]

Wen Luo et al, em 2021, propuseram a incisão em forma de cruz para regenerar a papila, a fim de reduzir a impactação horizontal de alimentos em pacientes com próteses fixas implanto-suportadas. No entanto, o defeito gengival causado pela recessão da gengiva marginal foi encontrado no meio do aspeto vestibular em torno da coroa .[65]

Procedimento: O implante ao nível do osso foi colocado de acordo com os manuais, foi feita uma impressão para o fabrico da coroa definitiva 3 a 6 meses após a cicatrização. Foi selecionado o pilar com a altura gengival mais baixa (1-1,5 mm) e foi escolhido o material de zircónio para o fabrico das coroas. Foi efectuada uma incisão em forma de estrela no sulco da gengiva após a desconexão do pilar de cicatrização. Foi tirada uma radiografia para garantir que o pilar e a coroa estavam corretamente assentes após a prova do pilar e da coroa definitiva. A exsudação no sulco gengival foi parada com a compressão de uma bola de algodão e foi feito um pilar de resina personalizado para eliminar o excesso de cimento. De seguida, as coroas definitivas de cerâmica foram cimentadas no topo do pilar .[65]

REFERÊNCIAS

1. Zucchelli G , Mele M , Mazzotti C , et al. Flap avançado coronalmente com e sem incisões de libertação verticais para o tratamento de recessões múltiplas: um ensaio clínico aleatório controlado comparativo
. J Periodontol 2009 ; 80 : 1083 - 1094 .

2. Salama H , Salama M , Garber D .A técnica do túnel no tratamento plástico periodontal de defeitos de recessão gengival adjacentes múltiplos: uma revisão. Inside Dent 2008 ; 4 (9).

3. Warren R , Grupe H . Reparação de defeitos gengivais através de uma operação de flap deslizante . J Periodontol 1956 ; 27 : 290 - 295
.

4. Pfeifer J , Heller R . Avaliação histológica de retalhos reposicionados laterais de espessura total e parcial. Um estudo piloto . J Periodontol 1971 ; 42 : 331 - 333 .

5. Pini-Prato G , Baldi C , Pagliaro U , et al. Procedimento de aplanação coronalmente avançada para recobrimento radicular. Tratamento da superfície radicular: aplainamento radicular versus polimento. J Periodontol 1999 ; 70 : 1064 - 1076 .

6. Maynard J , Wilson R . Dimensões fisiológicas do periodonto importantes para o dentista restaurador. J Periodontol 1979; 50: 170-179.

7. Bouri A , Bissada N , Al-Zahrani M , et al. Largura da gengiva

queratinizada e estado de saúde dos tecidos de suporte em redor de implantes dentários . Int J MaxillofacImplants 2008 ; 23 : 323 - 326 .

8. Zigdon H , Machtei E . As dimensões da mucosa queratinizada à volta dos implantes afectam os parâmetros clínicos e imunológicos. Clin Oral Implants Res 2008 ; 19 :387 - 392 .

9. Ten Cate A . Histologia Oral . St. Louis, MO : Mosby , 1989 , pp. 368 - 374 .

10. Nevins M , Becker W , Kornman K . Actas do Workshop Mundial em

11. Periodontia Clínica. Chicago, IL: Academia Americana de Periodontologia, 1989, pp. vii, 1-21.

12. Claff ey N , Shanley D . Relação entre espessura gengival e sangramento e perda de inserção à sondagem em locais rasos após terapia periodontal não cirúrgica. J Clin Periodontol 1986; 13: 654 - 657.

13. Kan J , Rungcharassaeng K , Cosyn J . Colocação imediata e provisionalização de implantes unitários maxilares anteriores: um estudo prospetivo de 1 ano. Int J Oral MaxillofacmImplants 2003 ; 18 : 31 - 39

14. Zucchelli G . Cirurgia Mucogengival . Milão : Quintessenza , 2013 , capítulo 3, pp. 14 - 58 .

15. Sclar AG. Diretrizes para a cirurgia sem retalhos. J Oral Maxillofac

Surg. 2007 Jul;65(7 Suppl 1):20-32

16. Hwang D , Wang H . A espessura do retalho como fator de previsão do recobrimento radicular: uma revisão sistemática . J Periodontol 2006 ; 77 : 1625 - 1634 .

17. Baumann G , Rapley J , Hallmon W , Mills M . O sulco peri-implantar . Int J Oral Maxillofac Implants 1993 ; 8 : 273 - 280 .

18. Nevins M , Nevins M , Camelo M , et al. Evidência histológica humana de uma ligação de tecido conjuntivo a um implante dentário . Int J Periodontics Restorative Dent 2008 ; 28 : 111 - 121 .

19. Nevins M, Camelo M, Nevins ML, et al. Fixação do tecido conjuntivo a pilares lasermicro-ranhurados: relato de um caso histológico humano . Int J Periodontics Restorative Dent 2012 ; 32 : 385 - 392 .

20. Nevins M , Nevins ML , Gobbato L , et al. Manutenção da altura da crista óssea inter-implantar através de um sistema combinado de implante-pilar Laser-Lok comutado por plataforma: um estudo de prova de princípio em caninos . Int J Periodontics Rest Dent 2013 ; 33 : 261 - 267 .

21. Salvi G , Alietta M , Eick S , et al. Reversibilidade da mucosite periimplantar experimental em comparação com a gengivite experimental em humanos. Clin Oral Implants Res 2012 ; 23 : 182 - 190 .

22. Lindhe J , Berglundh T , Ericsson I , et al. Quebra experimental dos

tecidos peri-implantares e periodontais. Um estudo num cão beagle . Clin Oral Implants Res 1992; 3: 9- 16.

23. Berglundh T , Gotfredsen K , Zitzmann N , et al. Progressão espontânea da peri-implantite induzida por ligadura em implantes com diferentes rugosidades de superfície: um estudo experimental em cães . Clin Oral Implants Res 2007 ; 18 : 655 - 661 .

24. Tesmer M , Wallet S , Koutouzis T , Lundgren T . Colonização bacteriana da interface implante dentário-abutment: um estudo in vitro . J Periodontol 2009 ; 80 : 1991 - 1997 .

25. King G , Hermann J , Schoolfi eld D , et al. Infl uência do tamanho do micro-gap nos níveis de osso crestal em implantes dentários não submersos: um estudo radiográfico na mandíbula do canino . J Periodontol 2002 ; 73 : 1111 - 1117 .

26. Wilson T . A relação positiva entre o excesso de cimento e a doença peri-implantar: um estudo clínico endoscópico prospetivo. Al-Ansari B H, Morris R R. Colocação de implantes dentários sem cirurgia de retalho: Um relatório clínico. Int J Oral Maxillofac Implants 1998; 13: 861-865.

27. Chrcanovic BR, Albrektsson T, Wennerberg A Cirurgia de implantes dentários sem retalho versus cirurgia convencional com retalho: Uma Meta-Análise. PLoS ONE 2014;9(6): e100624.

28. Romero-Ruiz MM, Mosquera-Perez R, Gutierrez-Perez JL, Torres-Lagares D. Cirurgia de implantes sem retalho: Uma revisão da

literatura e 3 relatos de casos. J Clin Exp Dent. 2015 Feb 1;7(1):e146-52.

29. Komiyama A, Klinge B, Hultin M. Resultado do tratamento de implantes de carga imediata instalados em maxilares edêntulos após planeamento de tratamento virtual assistido por computador e cirurgia sem retalho. Investigação Clínica sobre Implantes Orais. 2008 Jul;19(7):677-85 [8]. Manuel-Maria Romero-Ruiz. Cirurgia de implantes sem retalho: Uma revisão da literatura e 3 relatos de casos. Clin Exp Dent. 2015;7(1):e14652.

30. Kim J-I, Choi B-H, Li J, Xuan F, Jeong S-M. Vasos sanguíneos da mucosa periimplantar: uma comparação entre procedimentos com e sem retalho. Oral Surg Oral Med Oral Pathol Oral Radiol Endod. 2009;107:508- 12

31. Jeong S-M, Choi B-H, Li J, Kim H-S, Ko C-Y, Jung J-H, et al. Cirurgia de implantes sem retalho: um estudo experimental. Oral Surg Oral Med Oral Pathol Oral Radiol Endod. 2007;104:24-8.

32. You TM, Choi BH, Li J, Xuan F, Jeong SM, Jang SO. Morfogénese da mucosa peri-implantar: uma comparação entre procedimentos com e sem retalho na mandíbula canina. Oral Surg Oral Med Oral Pathol

Oral Radiol Endod. 2009;107:66-70

33. Becker W, Wikesjo U M, Sennerby L et al. Avaliação histológica de implantes após cirurgia sem retalho e com retalho: Um estudo em caninos. J Periodontol 2006; 77: 1717-1722.

3 4.Oh TJ, Shotwell J, Billy E, Byun HY, Wang HL. Cirurgia de implantes sem retalho na região estética: vantagens e precauções. Jornal Internacional de Periodontia e Dentisteria Restauradora. 2007 Jan 1;27(1).

35. Becker W, Goldstein M, Becker BE, Sennerby L. Cirurgia de implantes minimamente invasiva sem retalho: um estudo prospetivo multicêntrico. Clin Implant Dent Relat Res. 2005;7 Suppl 1:S21-7.

36. Lindeboom JA, van Wijk AJ. Uma comparação de duas técnicas de implantes em medidas de resultados baseadas no paciente: um relatório de colocação de implantes sem retalho vs. colocação de implantes com retalho convencional. Clin Oral Implants Res. 2010;21:366-70.

37. Belser UC, Schmid B, Higginbottom F, Buser D. Análise dos resultados de restaurações de implantes localizadas na maxila anterior: uma revisão da literatura recente. Int J Oral Maxillofac Implants. 2004;19:30-42.

38. Campelo LD, Camara JRD. Cirurgia de implantes sem retalho: uma análise clínica retrospetiva de 10 anos. Int J Oral Maxillofac Implants. 2002;17:271-6.

39. Fortin T, Bosson JL, Isidori M, Blanchet E. Efeito da cirurgia sem retalho na dor sentida na colocação de implantes utilizando um sistema guiado por imagem. Int J Oral Maxillofac Implants. 2006;21:298-304.

40. Nkenke E, Eitner S, Radespiel-Troger M, Vairaktaris E, Neukam FW, Fenner M. Resultados centrados no paciente comparando a colocação de implantes transmucosos com uma abordagem aberta na maxila: um estudo piloto prospetivo e não aleatório. Clin Oral Implants Res. 2007;18:197-203.

41. Brodala N. Flapless surgery and its effect on dental implant outcomes (Cirurgia sem retalho e o seu efeito nos resultados dos implantes dentários). Int J Oral Maxillofac Implants. 2009;24:118-25.

42. Rousseau P. Cirurgia de implantes dentários sem retalho e tradicional: um estudo comparativo aberto e retrospetivo. J Oral Maxillofac Surg. 2017;68:2299-306.

43. Campelo LD, Camara JRD. Cirurgia de implantes sem retalho: uma análise clínica retrospetiva de 10 anos. Int J Oral Maxillofac Implants. 2002;17:271-6.

44. Wittwer G, Adeyemo WL, Schicho K, Figl M, Enislidis G. Colocação de implantes transmucosos sem retalho na mandíbula: um estudo piloto em 20 pacientes. Int J Oral Maxillofac Implants. 2007;22:801-7.

45. Cannizzaro G, Felice P, Leone M, Checchi V, Esposito M Cirurgia de implantes sem retalho versus com retalho aberto em pacientes parcialmente edêntulos sujeitos a carga imediata: Resultados de 1 ano de um ensaio clínico aleatório de boca dividida. Eur J Oral Implantol ,2011;4: 177-188

46. Di Giacomo GA, da Silva J V, da Silva AM, Paschoal GH, Cury PR, Szarf G. Precisão e complicações de guias cirúrgicos de sinterização selectiva a laser concebidos por computador para colocação de implantes dentários sem retalho e instalação de próteses definitivas imediatas. J Periodontol. 2012;83:410-9. .

47. Wennstrom JL, Bengazi F, Lekholm U. A influência da mucosa mastigatória na condição dos tecidos moles peri-implantares. Clin Oral Implants Res. 1994;5:1-8.

48. Jeong SM, Choi BH, Kim J, Xuan F, Lee DH, Mo DY. Um estudo clínico prospetivo de 1 ano sobre as condições dos tecidos moles e as alterações ósseas marginais à volta dos implantes dentários após a cirurgia de implantes sem retalho. Oral Surg Oral Med Oral Pathol Oral Radiol Endod. 2021;111:41- 6

49. Buser D, Weber H P, Lang N P. Integração tecidular de implantes não submersos. Resultados de 1 ano de um estudo prospetivo com 100 implantes ITI de cilindro oco e de parafuso oco. Clin Oral Implants Res 1990; 1: 33-40.

50. Sunitha R V, Sapthagiri E. Cirurgia de implantes sem retalho: um estudo de acompanhamento de 2 anos de 40 implantes. Oral Surg Oral Med Oral Pathol Oral Radiol 2013; 116: e237-e243.

51. Buser D, Weber H P, Lang N P. Integração tecidular de implantes não submersos. Resultados de 1 ano de um estudo prospetivo com 100 implantes ITI de cilindro oco e de parafuso oco. Clin Oral Implants Res 1990; 1: 33-40.

52. Romero-Ruiz MM, Mosquera-Perez R, Gutierrez-Perez JL, Torres-Lagares D. Cirurgia de implantes sem retalho: Uma revisão da literatura e 3 relatos de casos. J Clin Exp Dent. 2015 Feb 1;7(1):e146-52.

5 3. Scharf DR, Tarnow DP. O efeito das incisões crestais versus mucobucais na taxa de sucesso da osseointegração do implante. Int J Oral Maxillofac Implants. 2009;24:118-25.

54. Wennstrom JL, Bengazi F, Lekholm U. A influência da mucosa mastigatória na condição dos tecidos moles peri-implantares. Clin Oral Implants Res. 1994;5:1-8

55. Palacci P , Nowzari H . Melhoria dos tecidos moles à volta dos implantes dentários . Periodontol 2000 2008; 47 : 113 - 132 .

56. Nabers J . Extensão do sistema de aumento de tecido mole peri-implantar [Internet]. Dentistry. IntechOpen; 2022.

57. Raetzke P . Cobertura de áreas localizadas de exposição radicular empregando a técnica do "envelope". J Periodontol 1985 ; 56 : 397 - 402 .

58. Greenwell H , Vance G , Munninger B , Johnston H . Retalho de espessura dividida de camada superficial para libertação máxima do retalho e posicionamento coronal: uma técnica cirúrgica. Int J Periodontics Restorative Dent 2004; 24: 521527.

5 9. Santarelli G , Ciancaglini R , Companari F , et al. Enxerto de tecido conjuntivo utilizando a técnica do túnel: relato de um caso de

recobrimento radicular completo na maxila anterior. Int J Periodontics Restorative Dent 2001; 21: 77- 88.

6 0.Saunders H , Salama M , Garber D . A técnica do túnel no tratamento plástico periodontal de múltiplos defeitos de recessão gengival adjacentes: uma revisão. Inside Dent 2020 ; 4 (9).

61. Man Y, Wang Y, Qu Y, Wang P, Gong P. Uma técnica de envelope de rolo palatino para reconstrução da mucosa peri-implantar: um estudo prospetivo de séries de casos. Int J Oral Maxillofac Surg. 2013 maio;42(5):660-5.

62. Giordano, Francesco DDS*; Langone, Graziano DDS↑; Di Paola, Dario DDSJ; Alfieri, Guiseppe DDS§; Cioffi, Andrea DDS ‖; Sammartino, Gilberto MD. Modificação da técnica do rolo: Preservação da papila. Implantodontia ,2013;20(3)

6 3.Shakibaie B, Sabri H, Blatz MB, Barootchi S. Comparação da técnica minimamente invasiva do retalho roll-in envelope com a técnica da sutura de retenção na cirurgia de implantes: Uma série de casos prospectivos. Jornal de Medicina Dentária Estética e Restauradora. 2023.1-40.

64. Luo W, Wang X, Chen Y, Hong Y, Qu Y, Man Y, Wu Y. Avaliação radiográfica de uma técnica de incisão em forma de cruz para pacientes com gengiva espessa e gengiva fina tratados com próteses fixas suportadas por implantes. BMC Saúde Oral. 2021 Dec 18;21(1):655.

65. Luo, Wen & Kuang, Huifang & Sun, Honglan & Huang, Yuqi & Wang, Jinrong & Zheng, Kaiyue & Li, Zhixin & Qu, Yili & Man, Yi & Wu, Yingyin. Técnica de incisão em forma de estrela para pacientes com gengiva tratada com prótese fixa implanto-suportada. Medicine.2023; 102. e34324 .

66. Cullum DR, Deporter D, editores. Cirurgia de Implante Dentário Minimamente Invasiva. John Wiley & Sons; 2015 Dez 14.

CHATPER 7 : PROCEDIMENTOS MINIMAMENTE INVASIVOS DE ELEVAÇÃO DO SEIO MAXILAR:

A região posterior do maxilar edêntulo apresenta várias caraterísticas anatómicas únicas e exigentes que a tornam uma área difícil de tratar. O edentulismo a longo prazo nesta região tem várias consequências, incluindo a reabsorção do rebordo residual e a pneumatização do seio.[1,2,3] Para ultrapassar este problema, a elevação da membrana sinusal com subsequente enxerto ósseo e colocação de implantes tornou-se um procedimento pré-protético estabelecido. Têm sido utilizados diferentes tipos de biomateriais para o aumento do pavimento do seio maxilar, incluindo auto-enxertos, aloenxertos, xenoenxertos, aloplastos e factores de crescimento, e a seleção do material de enxerto ideal tem sido objeto de controvérsia ao longo dos anos.[4]

Convencionalmente, o procedimento de aumento do seio maxilar é efectuado através de

a) Abordagem da janela lateral (abordagem Caldwell-Luc modificada)

b) Abordagem trans-alveolar.

Tatum em *1976*[5] introduziu pela primeira vez a abordagem lateral e foi publicada pela primeira vez na literatura por **Boyne & James em 1980 6**.

***Summers et al em 1994*[7]** , a nova técnica trans-alveolar foi introduzida através da utilização de um conjunto de osteótomos com diâmetros variáveis. No entanto, tanto a abordagem lateral como a abordagem crestal para a elevação do seio têm algumas deficiências. A complicação mais comum é a perfuração da membrana sinusal, que resulta em dor pós-operatória, aumento da morbilidade, atraso na cicatrização e, em alguns casos, vertigem.

Para ultrapassar estas limitações, foram sugeridas várias técnicas minimamente invasivas de elevação do seio maxilar, que são modificações de uma técnica originalmente descrita por *Summers* .[7]

Técnicas de elevação do pavimento sinusal

1. Técnica de abordagem lateral

Uma técnica em que a membrana Schneideriana é levantada através de uma janela criada na parede óssea lateral do seio maxilar com (uma fase) ou sem (duas fases). colocação simultânea de implantes. A vantagem de um procedimento numa única fase é o tempo de cicatrização reduzido. No entanto, a principal desvantagem é a dificuldade em atingir a estabilidade primária devido às alturas ósseas mínimas. Por conseguinte, recomenda-se um período de cicatrização de 6-9 meses antes da colocação do implante.[8,9]

2. Técnica transalveolar

É efectuada uma pequena osteotomia através da crista do rebordo alveolar edêntulo e a membrana do seio é elevada, criando assim um espaço para a colocação do enxerto e a formação do coágulo sanguíneo. Esta técnica foi posteriormente modificada com a inclusão do material de enxerto na osteotomia e é conhecida como elevação do pavimento sinusal com osteótomo de osso adicionado (BAOSFE) ou "técnica de Summers".[10] Esta técnica é considerada mais conservadora e invasiva do que a abordagem lateral .[8,9]

3. Métodos diretos e indirectos de elevação do pavimento sinusal (SFE)

A antrostomia lateral como procedimento de um ou dois passos é descrita como método direto e a técnica de osteótomo com uma abordagem crestal como método indireto.[11,12] Pal et al. compararam estas duas formas diferentes de técnicas SFE e concluíram que o procedimento direto através da antrostomia lateral (média de 8,5 mm) revelou um aumento significativamente maior da altura óssea do que o método indireto através da abordagem crestal pela técnica de osteótomo (média de 4,4 mm). Concluíram que a técnica de osteótomo pode ser recomendada quando a altura do osso residual é superior a 6 mm e é expetável um aumento de 3-4 mm. No caso de reabsorção avançada, está indicado o método direto através de antrostomia lateral. A taxa de sucesso do implante não foi afetada por nenhuma das técnicas.[13]

Critérios de seleção dos casos :

Com base na quantidade de osso disponível abaixo do antro e na largura da crista, *Misch*, no ano de *1987*, propôs uma classificação para o tratamento da maxila posterior edêntula com base na morfologia do antro sinusal (SA) , .[1415]

1. **SA1:** Tem um osso vertical adequado para implantes, ou seja, 12 mm. Não é necessária qualquer manipulação do seio.

2. **SA2:** Tem menos 0-2 mm do que a altura ideal do osso e pode necessitar de correção cirúrgica.

3. **SA3:** Tem apenas 5-10 mm de osso abaixo do seio.

4. **SA4:** Tem <5 mm de osso abaixo do seio.

Indicações e contra-indicações para o aumento do seio maxilar:

INDICAÇÕES:

1. Pacientes sem história de patose sinusal

2. Altura óssea residual inadequada (<10 mm de altura óssea)

3. Arco maxilar gravemente atrófico

4. Má qualidade e quantidade de osso na região posterior do maxilar [16]

CONTRA-INDICAÇÕES :

1. História recente da radioterapia no maxilar

2. Doenças sistémicas não controladas, como a diabetes mellitus

3. Sinusite maxilar aguda/crónica

4. Hábito de fumar muito

5. Abuso de álcool

6. Psicose

7. Rinite alérgica grave

8. Tumor ou quisto grande no seio maxilar

9. Fístula oro-antral .[16]

VANTAGENS [9]

1. Desconforto pós-operatório mínimo

2. Sem risco de deiscência da ferida

3. Enxerto não perturbado

4. Diminuição do tempo operatório

5. Diminuição do potencial de reabsorção óssea da crista

6. Formação de uma papila interdentária estável e previsível.

DESVANTAGENS [9]

1. Baseia-se apenas no sentido tátil (não é possível a visualização clínica)

2. Uma perfuração significativa pode exigir a conversão para a técnica convencional

TÉCNICAS ,[1011] :

Os métodos minimamente invasivos de elevação do seio maxilar incluem:

- Elevação do balão

- Técnica de pressão hidráulica

- Método de aplicação da pressão fel

- Sistema Peizo-elétrico

- Utilização do CPS Putty

- Brocas de densificação de osso

- CAD-CAM

Tatum, em 1986[12] A abordagem crestal foi sugerida pela primeira vez por ***Tatum***, que utilizou um "formador de encaixe" para criar uma "fratura em forma de bastão verde" no pavimento do seio.

Summers et al em 1994[13] introduziu a elevação do pavimento do seio maxilar com osteótomo quando o osso residual era de má qualidade com uma altura >5 mm. De seguida, adicionou um enxerto ósseo ao local da osteotomia. Na abordagem crestal, menos invasiva e menos demorada, tem sido recomendada a inserção simultânea de implantes; no entanto, ainda existem muitas complicações como cefaleias pós-operatórias, vertigens e lesões do ouvido interno. Ao longo dos anos, foram introduzidas muitas modificações nesta técnica para ultrapassar certas desvantagens, como a preparação da janela bucal e incisões maiores, e foi utilizada uma osteotomia crestal com brocas e osteótomos convencionais.

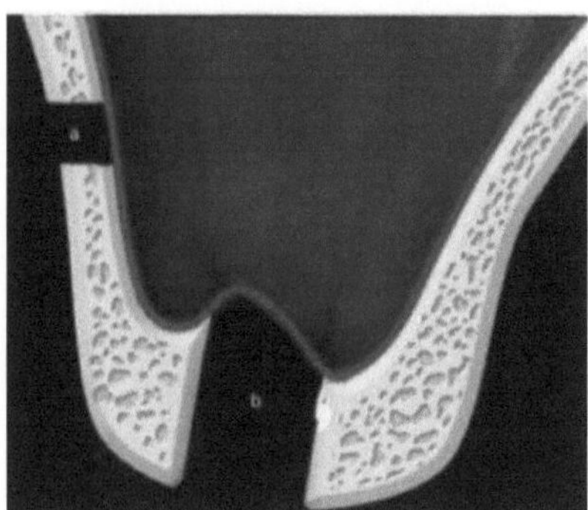

Figura 1: a. Abordagem lateral 1b. Abordagem transalveolar[31]

Cosci e Luccioli em 2000[14] introduziram uma nova técnica que utiliza brocas de elevação especiais (Fresissima-Torino, Itália) para a trituração do pavimento do seio e elevação da membrana. Estas brocas sequenciais tinham um pequeno ângulo de corte de 30° com um sistema de fluxo de água incorporado. Afirmaram que esta técnica era segura porque o pavimento do seio era perfurado e não fracturado.

Vercelloti et. al. em 2001[15] defenderam *o sistema piezoelétrico minimamente invasivo para o* reposicionamento do pavimento sinusal. A elevação do seio maxilar mediada por um sistema piezoelétrico obteve os benefícios do dispositivo piezo-cirúrgico, que corta apenas as estruturas mineralizadas sem danificar os tecidos moles adjacentes. Utilizando esta propriedade, foi demonstrado que a remoção do pavimento sinusal com este dispositivo é segura mesmo quando em contacto com a membrana sinusal. Foi demonstrado que a elevação do seio maxilar mediada por piezoeléctricos reduz a taxa de perfuração da membrana.

Chen & Cha em 2004[16] introduziram *a pressão hidráulica para elevar a membrana sinusal.* É utilizada uma broca redonda de 2 mm para criar um orifício no pavimento do seio e a separação da membrana é conseguida através da pressão hidráulica exercida pela peça de mão de alta velocidade.

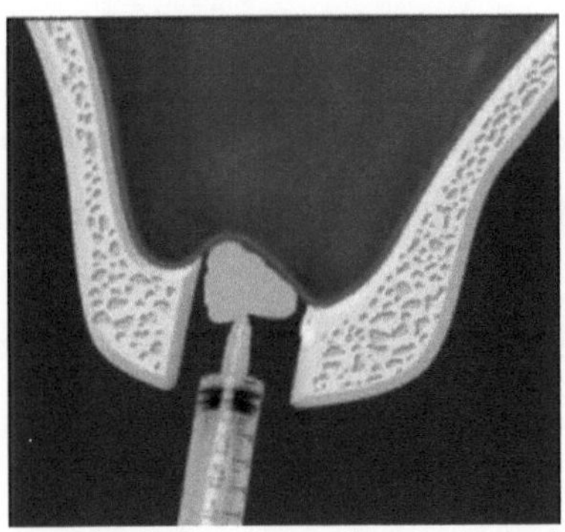

Figura 2: Pressão hidráulica para elevar a membrana sinusal[31]

Sotirakis & Gonshor em 2005[17] , sugeriram a utilização de uma seringa cheia de soro fisiológico ajustada numa interface hermética ao local da osteotomia e a elevação da membrana foi obtida através da pressão hidráulica criada pela depressão do êmbolo da seringa.

Pommer & Watsek em 2009[18] introduziram o procedimento de *elevação da pressão do gel.* Nesta técnica, foi utilizada uma férula cirúrgica, um punção de tecidos moles de 4,1 mm de diâmetro, brocas canhão de 3,3 mm de diâmetro com irrigação interna e batentes de broca feitos à medida, juntamente com um bocal de injeção especialmente concebido com um gel radiopaco composto por 2% de hidroxipropilmetilcelulose (HPMC), um agente viscoelástico, 37% de iopamidol, um marcador radiopaco misturado numa proporção de 3:1, para elevar a membrana sinusal. A técnica de gel-pressão foi efectuada em 10 maxilares atróficos com uma altura média de osso residual da crista alveolar de 4,7 +/- 1,6 mm. A membrana sinusal foi elevada com sucesso em todos os locais sem causar perfuração iatrogénica (altura média de elevação, 10,6 +/- 1,6 mm).

Kfir et al, em 20091 , introduziram um dispositivo para a técnica de balonamento através da abordagem crestal, conhecida como *técnica de elevação por balão da membrana antral minimamente invasiva* (MIAMBE). Nesta técnica, a osteotomia do local foi efectuada de acordo com a técnica de Summer. Após a realização da manobra de Valsalva, foi injetado um gel para lubrificação. Uma manga metálica (2,6 mm de diâmetro interno) foi aparafusada até 0,5 mm superiormente ao fundo do seio e um balão insuflável foi avançado 1-2 mm para além da ponta da manga metálica. Na parte proximal da manga, existia um mecanismo de bloqueio para ancorar o balão. A seringa de insuflação passou um meio de contraste diluído (Ultravist a 50%, diluído com solução salina normal) que insuflou lentamente o balão. A pressão de insuflação tinha de permanecer <2 pressão atmosférica. Após a elevação da membrana sinusal, o balão foi desinsuflado e removido com a manga. O implante dentário foi inserido em simultâneo .[366]

Mazor et al em ***2013[20]*** técnica MIAMBE modificada com uma abordagem sem retalho. O procedimento cirúrgico foi realizado utilizando uma abordagem sem retalho. No seguimento de 18 meses, a taxa de sobrevivência do implante foi de 100%. A ausência de morbilidade do paciente e o aumento ósseo satisfatório com este procedimento minimamente invasivo sugerem que a elevação minimamente invasiva do balão da membrana antral deve ser considerada como uma alternativa a alguns dos métodos atualmente utilizados para o aumento do osso maxilar.

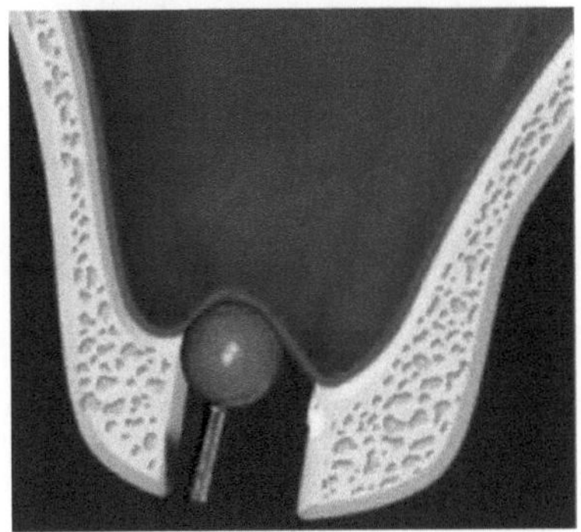

Figura 3: Técnica minimamente invasiva de elevação da membrana antral com balão[31]

Troedhan et. al.em 2011[21] desenvolveram o *sistema Intralift para a preparação do local da osteotomia da crista*. Estão disponíveis quatro modos de potência D-1 a D-4, que correspondem à qualidade do osso. Inicialmente, são utilizados os modos D-1 e D-2, que correspondem à densidade do osso cortical, seguidos de D3-D4. A separação do periósteo é conseguida através de vibrações ultra-sónicas e pressão hidro-pneumática de solução salina, criada pelo mecanismo de cavitação piezoeléctrica. Imediatamente após a realização da janela, a membrana sinusal é separada do osso, e uma pressão hidropneumática de solução salina fisiológica é submetida à cavitação piezoeléctrica.

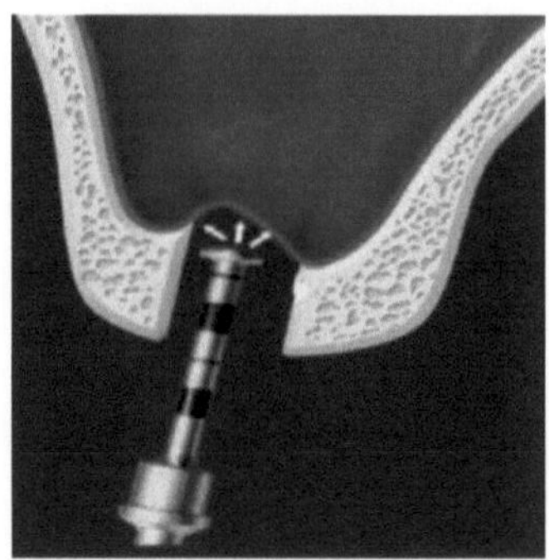

Figura 4: Sistema piezoelétrico minimamente invasivo[31]

*Ahn & colaboradores em 2012*2 sugeriram a técnica de *elevação do pavimento sinusal mediada por escareador*. Utilizaram alargadores especialmente concebidos com uma aresta de corte (CE) num ângulo de corte de 85 graus para preparar o local da osteotomia e a uma velocidade inferior de 30-50 rmp juntamente com material de enxerto ósseo para elevar a membrana do seio. A extremidade plana do RE proporciona uma ligeira ação de empurrão vertical no pavimento do seio durante o alargamento, o que permite a separação e a elevação da membrana do seio.

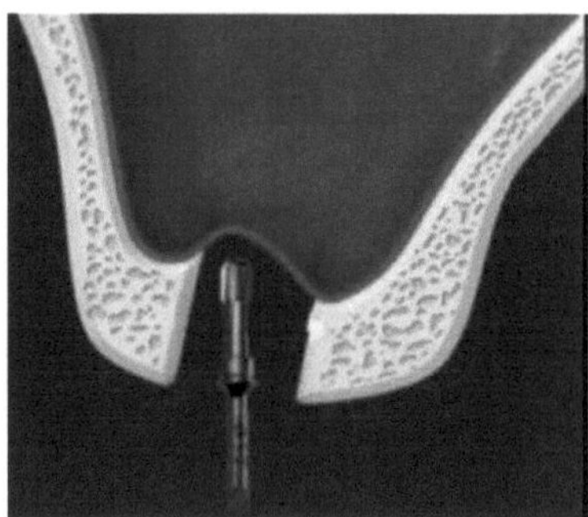

Figura 5: Elevação do pavimento sinusal mediada pelo

alargador[31]

Huwais em 2013[23] introduziu a técnica de *elevação indireta do seio maxilar com osseodensificação*. Utilizaram uma broca especialmente concebida, denominada Densah bus, no sentido contrário ao dos ponteiros do relógio a uma velocidade de 800-1500 rpm para obter a osseodensificação. A ponta destas brocas foi concebida para obter a condensação apical do osso, permitindo uma elevação indireta do seio maxilar com menores probabilidades de perfuração.

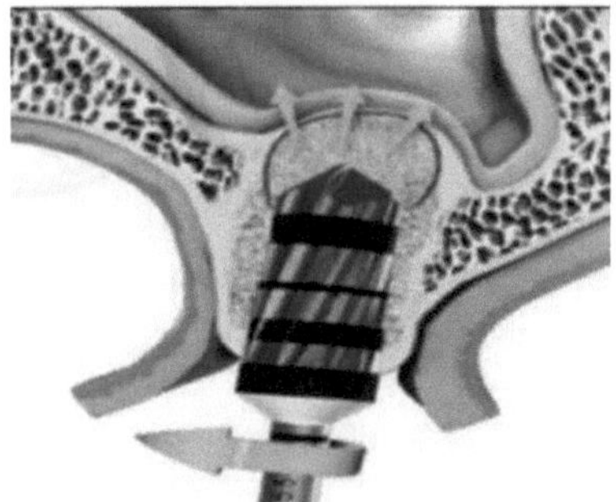

Figura 6: Elevação indireta do seio com osseodensificação[31]

Pozzi & Coworkers em 2013[24] foram os primeiros a utilizar a abordagem CAD-CAM para a elevação do seio maxilar. Utilizaram um planeamento guiado por computador e uma abordagem cirúrgica guiada. Um modelo cirúrgico gerado por CAD/CAM, juntamente com brocas e osteótomos de condensação expansivos calibrados, foram utilizados para a elevação do seio.

Kher & colaboradores em 2014[25] introduziram *a abordagem*

Transcrestal com massa CPS. Utilizaram massa de fosfosilicato de cálcio (CPS) para a elevação hidráulica da membrana sinusal. Inicialmente, 0,2 cm de massa de fosfato de cálcio e silicato são introduzidos no local da osteotomia com uma ponte de cânula, o que proporciona um efeito de amortecimento. Com isto, é criada uma fratura em "greenstick" no pavimento do seio. Posteriormente, são inseridos 0,5 cm de CPS no espaço. De acordo com os autores, esta técnica apresenta um risco mínimo de perfuração devido à consistência da massa e demonstrou um ganho considerável em altura óssea comparável à abordagem lateral.

Mahmoud et al 2019[26] demonstraram uma abordagem modificada para o aumento do seio maxilar, na qual a fibrina rica em plaquetas, o endoscópio, a colocação simultânea de implantes e a elevação do assoalho do seio (PESS) foram aplicados para uma elevação do assoalho do seio maxilar. Este é o primeiro relatório a utilizar um endoscópio para a elevação do pavimento do seio maxilar em casos com altura óssea grave e insuficiente.

Asmael et al em 2019[27] , numa revisão sistemática da elevação do balão através da abordagem crestal, relataram uma taxa de sucesso de 71,4-100% (média de 91,6%) e uma taxa de perfuração da membrana de 6,76%. Foi registado um ganho ósseo de >10 mm. Concluíram que esta abordagem tem os benefícios da janela lateral com invasão mínima. Esta técnica também foi bem sucedida em seios com septos. Esta técnica requer habilidades e equipamentos consideráveis e pode resultar em rutura da membrana.

Kadkhodazadeh et al em 2020[28] introduziram a técnica do "parafuso expansor vertical" (VES) utilizando um expansor roscado. Nesta abordagem, a perfuração inicial foi efectuada até 1 mm do pavimento do seio. Em seguida, foi utilizado um expansor roscado para alargar o orifício e empurrar o fundo do seio para cima na direção vertical. Finalmente, a altura e a largura pretendidas do local preparado foram alcançadas através de um aumento gradual do tamanho do parafuso expansor.

Ardeshir Lafzi em 2021[29] comparou várias modificações minimamente invasivas do procedimento de elevação do seio maxilar, incluindo técnicas baseadas na expansão, técnicas baseadas na perfuração, técnicas de pressão hidráulica, cirurgia piezoeléctrica e técnicas de balão e concluiu que os métodos de elevação do seio maxilar transalveolar são preferíveis à técnica da janela lateral devido à menor reflexão do retalho e a menos complicações, tais como perfuração da membrana e hemorragia, mas a seleção de casos continua a ser um ponto crucial.

Esposito et al, em 2022,[29] numa revisão sistemática, concluíram que os ensaios que compararam diferentes técnicas de elevação do seio maxilar não conseguiram sugerir um procedimento ideal que diminuísse as falhas protéticas ou de implantes. No entanto, os pacientes preferem instrumentos rotativos para elevações do seio crestal em vez de malhas manuais. Outro problema com o osteótomo é o fraco controlo operatório da fratura em greenstick; as técnicas que substituíram o osteótomo por outros dispositivos podem ultrapassar este problema.

Carlos et al., em 2023[3] , introduziram um novo modelo de implante ósseo *Bioactive Kinetic Screw* (BKS) que simplifica e realiza eficazmente o enxerto autógeno, o aumento do seio maxilar e a fixação do implante num único passo. Na ausência de uma altura óssea vertical mínima de 4 mm na região a implantar, é efectuado um procedimento cirúrgico adicional para colher osso da região do trígono retro-molar da mandíbula para fornecer osso adicional. A viabilidade e a simplicidade da técnica proposta foram demonstradas em estudos experimentais no osso maxilar sintético e no seio maxilar. Foi utilizado um medidor de torque digital para medir o MIT e o MRT durante a inserção e remoção do implante. A quantidade de enxerto ósseo foi determinada através da pesagem do material ósseo recolhido pelo novo implante BKS.

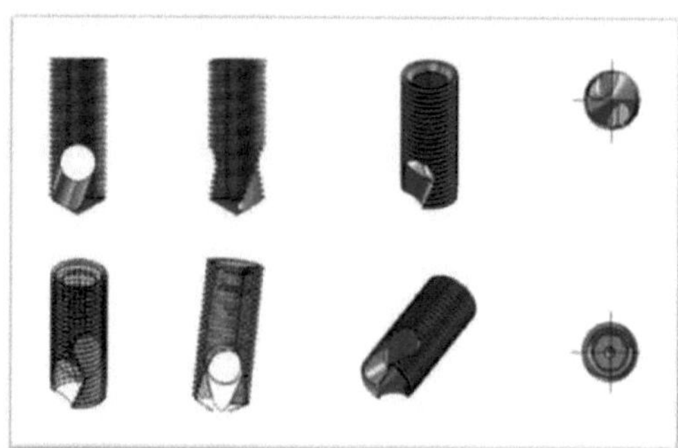

Figura 7: Novo parafuso biomecânico (BKS) com 4 mm de largura e 10 mm de comprimento .[30]

REFERÊNCIAS

1. Brânemark PI. Osseointegração e seus antecedentes experimentais. J Prosthet Dent. 1983;50(3):399-410.

2. Corbella S, Taschieri S, Fabbro D. Resultados a longo prazo para o tratamento da maxila posterior atrófica: uma revisão sistemática da literatura. Clin Implant Dent Relat Res. 2015;17(1): 120-32.

3. Sharan A, Madjar D. Pneumatização do seio maxilar após extracções: Um estudo radiográfico. Int J Oral Maxillofac Implants. 2008;23(1):48-56.

4. Boyne PJ, James RA. Enxerto do pavimento do seio maxilar com medula e osso autógenos. J Oral Surg. 1980;38(8):613-6.

5. Tatum H. Reconstruções com implantes na maxila e no seio maxilar. Dent Clin North Am. 1986;30(2):207-36.

6. Boyne PJ, James RA. Enxerto do pavimento do seio maxilar com medula e osso autógenos. J Oral Surg. 1980;38(8):613-6.

7. Summers RB. Um novo conceito na cirurgia de implantes maxilares: a técnica do osteótomo. Compêndio. 1994;15(2):154-6.

8. Woo I, Le BT. Elevação do pavimento do seio maxilar: revisão da anatomia e duas técnicas. Implant Dent. 2004;13(1):28-32.

9. Starch-Jensen T, Jensen JD. Aumento do assoalho do seio maxilar: uma revisão das modalidades de tratamento selecionadas. J Oral Maxillofac Res. 2017;8(3):3.

10. Jadhav V, Kothari N, Yeshwante B, Baig N, Patil S. Diferentes Técnicas para a Elevação do Assoalho do Seio: Uma Revisão Parte I - Direta

Técnicas. Indian J Contemp Dent. 2021;9(1):32-5.

11. Kothari N, Jadhav V, Patil S. Diferentes técnicas para elevação do assoalho do seio maxilar: Uma Revisão Parte II - Técnicas Indirectas. Indian J Contemp Dent. 2021;9(1):1-4.

12. Misch CE. Implantodontia Contemporânea; 2008. p. 934-40.

13. Summers RB. Elevação do assoalho do seio maxilar com osteótomos. J Esthet Dent. 1998;10(3):164-71.

14. Cosci F, Luccioli M. Uma nova técnica de elevação do seio maxilar em conjunto com a colocação de 265 implantes: um estudo retrospetivo de 6 anos. *Implant Dent.* 2000;9(4):363-8.

15. Nevins S, Paoli D. A osteotomia piezoeléctrica da janela óssea e a elevação da membrana sinusal: introdução de uma nova técnica para simplificar o procedimento de aumento do seio maxilar. Int J Periodont Restor Dent. 2001;21(6):561-7.

16. Chen L, Cha J. Um estudo retrospetivo de 8 anos: 1.100 pacientes que receberam 1.557 implantes utilizando a técnica minimamente invasiva de condensação hidráulica do seio. J Periodontol. 2005;76(3):482-91.

17. Sotirakis EG, Gonshor A. Elevação do pavimento do seio maxilar

com pressão hidráulica. J Oral Implantol. 2005;31(4): 197-204.Soltan M, Smiler DG. Elevação do balão da membrana antral. J Oral Implantol. 2005;31(2):85-90.

18. Pommer B,Watzek G. Técnica de gel-pressão para a elevação do pavimento do seio maxilar transcrestal sem retalho: um estudo cadavérico preliminar de uma nova

técnica cirúrgica. Int J Oral Maxillofac Implants. 2009;24(5):817-

19. Kfir E, Goldstein M, Yerushalmi I. Elevação minimamente invasiva da membrana antral com balão - resultados de um registo multicêntrico. Clin Implant Dent Relat Res. 2009; 11(1): 83-91.

20. Mazor Z, Kfir E, Lorean A, Mijiritsky E, Horowitz RA. Abordagem sem retalhos para o aumento do seio maxilar utilizando a elevação minimamente invasiva do balão da membrana antral. *Implant Dent.* 2011;20(6):434-8.

21. Troedhan AC, Kurrek A, Wainwright M. Elevação hidrodinâmica ultra-sónica do pavimento sinusal - um estudo experimental em ovinos. J Oral Maxillofac Surg. 2010;68(5):1125-30.

22. Ahn SH, Park EJ, Kim ES. Elevação do fundo do seio transalveolar mediada por alargador sem osteótomo e colocação simultânea de implantes na área molar superior: resultados clínicos de 391 implantes em 380 pacientes. Clin Oral Implants Res. 2012;23(7):866-72.

23. Huwais S. Osteótomo de auto-enxerto. . Genebra, Suíça: Publicação da Organização Mundial da Propriedade Intelectual; 2014.

24. Pozzi A, Moy PK. Levantamento sinusal guiado transcrestal minimamente invasivo (TGSL): um estudo de coorte clínico prospetivo de prova de conceito até 52 meses. Clin Implant Dent Relat Res. 2014;16(4):582-93.

25. Kher U, Ioannou AL, Kumar T, Siormpas K. Uma série de casos clínicos e radiográficos de implantes colocados com a técnica minimamente invasiva simplificada de elevação da membrana antral na maxila posterior. J Craniomaxillofac Surg. 2014;42(8):1942-7.

26. Mudalal M, Sun XL, Li X, Fang J, Qi ML, Wang J, Du LY, Zhou YM. Levantamento endoscópico minimamente invasivo do seio maxilar e colocação imediata de implantes: Um relato de caso. Revista Mundial de Casos Clínicos. 2019 May 5;7(10):1234.

27. Asmael HM. A elevação por balão da membrana antral é uma técnica verdadeiramente minimamente invasiva na cirurgia de elevação do seio maxilar? Uma revisão sistemática. *Int JImplant Dent.* 2018;4(1):12.

28. Kadkhodazadeh M, Moscowchi A, Zamani Z, Amid R. Resultados clínicos e radiográficos de uma nova técnica de elevação do pavimento do seio transalveolar. J Maxillofac Oral Surg. 2020.

29. Lafzi A, Atarbashi-Moghadam F, Amid R, Sijanivandi S. Diferentes técnicas de elevação transalveolar do seio maxilar: Uma revisão da literatura. J Adv Periodontol Implant Dent. 2021 Apr 6;13(1):35-42.

30. Andreucci CA, Alshaya A, Fonseca EM, Jorge RN. Proposta de um novo parafuso cinético bioativo em um implante, utilizando um modelo numérico. Ciências Aplicadas. 2022 Jan 13;12(2):779.

31. Deepa, K. (2022). Técnicas de elevação do assoalho do seio - Uma revisão. IP Revista Internacional de Imagiologia Maxilofacial. 8. 96-100.

CAPÍTULO 8: CIRURGIA DE IMPLANTES MINIMAMENTE INVASIVA UTILIZANDO TECNOLOGIA GUIADA POR COMPUTADOR

Introdução

O conceito de cirurgia minimamente invasiva tem como objetivo reduzir o trauma tecidular, resultando numa diminuição da dor e do inchaço do doente, melhorando assim a sua experiência pós-operatória.[1] Os fluxos de trabalho de tratamento e planeamento de implantes guiados por computador foram desenvolvidos para permitir a colocação de implantes de uma forma minimamente invasiva, com o benefício adicional pretendido de uma maior precisão.[2] Historicamente, os implantes dentários têm sido colocados com visualização direta do osso após a elevação dos retalhos de tecidos moles. No entanto, alguns clínicos têm defendido a colocação de implantes utilizando a cirurgia sem retalhos, com ou sem avaliação radiográfica 3D inicial da anatomia subjacente. O desafio clínico de uma abordagem não guiada "sem retalhos" é significativo, exigindo uma avaliação cuidadosa da posição 3D, intuição e experiência. No início dos anos 2000, foi introduzido o planeamento de implantes dentários guiado por tomografia computorizada (TC). O desenvolvimento e o fabrico de guias cirúrgicas correspondentes e de instrumentos cirúrgicos guiados específicos para implantes deram aos clínicos a capacidade de colocar implantes dentários utilizando técnicas verdadeiramente minimamente invasivas e sem retalho, sem sacrificar a exatidão, a precisão ou a previsibilidade[1]

.

História

Antes do início da década de 2000, a tomografia axial computorizada (TAC)[2] para fins dentários era efectuada em ambiente hospitalar ou em instalações radiológicas privadas, utilizando scanners de TAC helicoidais "médicos". Esta tecnologia não foi amplamente adoptada pela comunidade dentária devido ao custo, à dificuldade de acesso às máquinas nos hospitais e à falta de familiaridade e formação na leitura e interpretação das imagens, além de que a relação custo/benefício era uma preocupação quando se considerava a dose de radiação.

Mozzo et al em 1988[2] relataram a utilização da primeira máquina de tomografia volumétrica de feixe cónico (CBVT) ou TC de feixe cónico (CBCT) especificamente concebida para medicina dentária (New Tom 9000; Quantitative Radiology, Verona, Itália). Este equipamento permitiu a criação de máquinas mais baratas, mais pequenas, para utilização em consultório, com doses de radiação mais baixas e, consequentemente, com uma definição de imagem reduzida. Desde essa altura, vários fabricantes desenvolveram máquinas de CBVT/CBCT para o mercado dentário; tanto a TC "médica" como a CBVT/CBCT podem ser utilizadas para a avaliação do paciente e o planeamento do tratamento. Tendo em conta as vantagens e desvantagens de cada uma, a decisão sobre qual a forma de imagiologia a utilizar num caso individual de um doente é da responsabilidade do clínico 3 .[-5]

Já no final da década de 1980, começaram a surgir publicações na literatura científica que discutiam a utilização do DentaScan® (GE Healthcare, Waukesha, WI) na avaliação pré-operatória da maxila e da mandíbula para implantes dentários. [6-9] Em 1988, a Columbia Scientific Inc. (CSI; Columbia, MD) introduziu o software "3-D/Dental". Este software permitiu que os radiologistas fornecessem aos médicos dentistas imagens anatómicas transversais detalhadas e reformatadas dos rebordos alveolares de um paciente. Em 1991, a CSI combinou vários produtos de software no software ImageMaster-101® que permitia a colocação de implantes gráficos virtualmente em imagens de TAC. Em julho de 1993, foi lançada a primeira versão do SimPlant® (Dentsply Implants Inc., York, PA).

Com este software, o médico podia visualizar as vistas axiais, transversais e panorâmicas do paciente num único ecrã e colocar implantes virtuais. Em 1999, com a introdução do Simplant 6.0®, a capacidade de criar imagens reformatadas em 3-D foi adicionada ao software. Em 2001, a Materialise® (Leuven, Bélgica) adquiriu a CSI e a tecnologia SurgiGuide® para colocação guiada de implantes foi introduzida no mercado norte-americano em 2002. Estas guias requeriam incisões nos tecidos moles e exposição óssea .[10]

A NobelBiocare® (Zurique, Suíça) introduziu o fluxo de trabalho da tecnologia NobelGuide® em 2005. Este último foi o primeiro sistema abrangente com instrumentação específica para implantes, concebido para a colocação de implantes dentários sem retalho. Soft ware de outros fabricantes, como o coDiagnostiX™ (Straumann®, Basileia, Suíça), VIP™ (BioHorizons®, Birmingham,

AL), Invivo 5® (Anatomage®, San Jose, CA, EUA), 360 imaging dps™ (360imaging®, Atlanta, GA, EUA) e Implant Master™ (IDent®, Foster City, CA) também estão agora disponíveis. A maioria dos principais fabricantes de implantes produziu instrumentos para a colocação minimamente invasiva e sem retalho dos seus implantes através de guias cirúrgicos gerados por TC .[1]

Alguns dos programas de software disponíveis comercialmente são:

- Procera-Software® (Nobel Biocare, Goteborg, Suécia)
- coDiagnostiX® (IVS Solutions AG, Chemnitz, Alemanha)
- Guia fácil (Keystone-Dental, Burlington, MA, EUA)
- SICAT (SICAT GmbH e Co. KG, Brunnenallee, Bona, Alemanha)
- Planeamento virtual de implantes (BioHorizons, Birmingham, EUA)
- ImplantMaster TM (I-Dent Imaging Ltd., Hod Hasharon, Israel)

❖ Simplant®, SurgiCase® (Materialize Inc., Leuven, Bélgica)
❖ Software Implant3D Media Lab (Media Lab Srl, Follo (SP), Itália)
❖ DentalSlice (Bioparts, Brasil)
❖ Scan2Guide ou S2G (iDent, Ft. Lauderdale, Florida)
❖ Software Tx Studio (i-CAT, Imaging Sciences International, Hatfield, PA) etc. .[1]

Indicações da cirurgia guiada por tomografia computorizada :

Devido à precisão e exatidão necessárias para a colocação de implantes minimamente invasivos, é possível argumentar a favor da utilização da cirurgia de implantes guiada por TC na maioria dos procedimentos de colocação de implantes. Como em qualquer técnica, o médico deve determinar o custo/tempo/benefício com base nas circunstâncias do cenário individual do doente. Em certos casos, o aumento do tempo de planeamento do tratamento, as despesas acrescidas e a exposição adicional do doente à radiação podem ultrapassar os benefícios clínicos.

A tecnologia guiada por TC é mais benéfica para o paciente e para a equipa dentária nas seguintes circunstâncias clínicas:

❖ Três ou mais implantes seguidos

❖ Pacientes totalmente desdentados

❖ Casos em que estão planeados implantes inclinados, incluindo todos os on-four™;

❖ Proximidade de estruturas anatómicas vitais (nervos, seios nasais, dentes, pavimento nasal, etc.)

❖ Volume ósseo questionável

❖ Posição do implante que é crítica para a restauração planeada;

❖ Colocação de implantes sem retalho

- ❖ Casos de unidades múltiplas ou de arcada completa, com ou sem extracções e colocação imediata, em que estão planeadas restaurações provisórias imediatas

- ❖ Alteração significativa dos tecidos moles ou da anatomia óssea devido a cirurgia ou traumatismo anteriores

- ❖ Doentes com co-morbilidades físicas, médicas e psiquiátricas .[1]

Instrumentação específica para implantes para cirurgia guiada:

Inicialmente, a maioria dos programas de software de cirurgia guiada e os kits de instrumentos de cirurgia guiada específicos para implantes foram concebidos para a colocação minimamente invasiva de implantes cilíndricos (ou seja, de paredes rectas). Atualmente, alguns fabricantes disponibilizam instrumentos para a colocação de implantes cónicos. Alguns kits de instrumentos específicos para implantes foram concebidos apenas para a profundidade e direção das brocas piloto iniciais, normalmente brocas de 2,0 mm de diâmetro, exigindo assim a reflexão de retalhos de tecidos moles. Outros sistemas mais abrangentes são concebidos para a colocação de implantes sem retalhos, utilizando contra-perfurações e/ou perfurações de tecidos, pilares de estabilização de guias cirúrgicas, pinos e parafusos, guias de brocas, uma variedade de brocas de diferentes diâmetros com paragens de brocas concebidas para cirurgia guiada e/ou suportes ou suportes específicos para implantes para a colocação de implantes através da guia cirúrgica até à profundidade planeada.

Além disso, alguns sistemas de instrumentação mais sofisticados têm componentes laboratoriais dentários específicos concebidos para o fabrico de restaurações provisórias *antes* da colocação do implante. Os médicos interessados em utilizar a cirurgia guiada por TC devem estar cientes de que a instrumentação cirúrgica guiada tem maiores requisitos de espaço do que a instrumentação cirúrgica convencional de implantes à mão livre.

As brocas cirúrgicas guiadas podem ser 7-13 mm mais compridas do que as brocas convencionais não guiadas, dependendo do sistema utilizado. As aberturas inter-incisais máximas dos pacientes podem ser problemáticas, especialmente quando se colocam implantes em regiões posteriores, entre dentes existentes ou com dentições opostas intactas. É essencial um conhecimento profundo dos instrumentos e componentes específicos do sistema para cirurgia guiada.

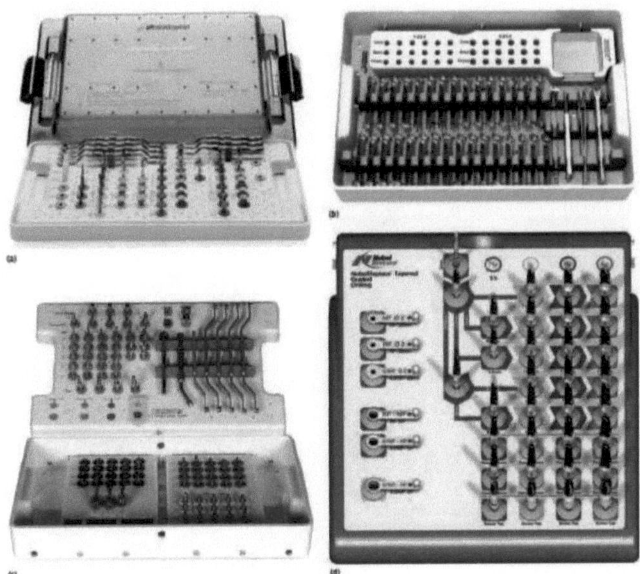

Figura 1: (a) O tabuleiro de instrumentos para cirurgia guiada Straumann. Fonte: Straumann USA, LLC, suas empresas-mãe, afiliadas ou subsidiárias. Reproduzido com a permissão da Straumann USA LLC. (b) O tabuleiro de instrumentos Astra® Facilitate™. Fonte: Reproduzido com a permissão da DENTSPLY Implants. (c) A bandeja de instrumentos Biomet/3i® Navigator®. Fonte: Bandeja de instrumentos Biomet/3i® Navigator®. Reproduzido com a permissão da BIOMET/3i. (d) A moldeira de instrumentos NobelReplace™ tapered groovy. Fonte: Nobel Biocare. Reproduzido com a permissão da Nobel Biocare .[1]

Classificação da cirurgia de implantes guiada:

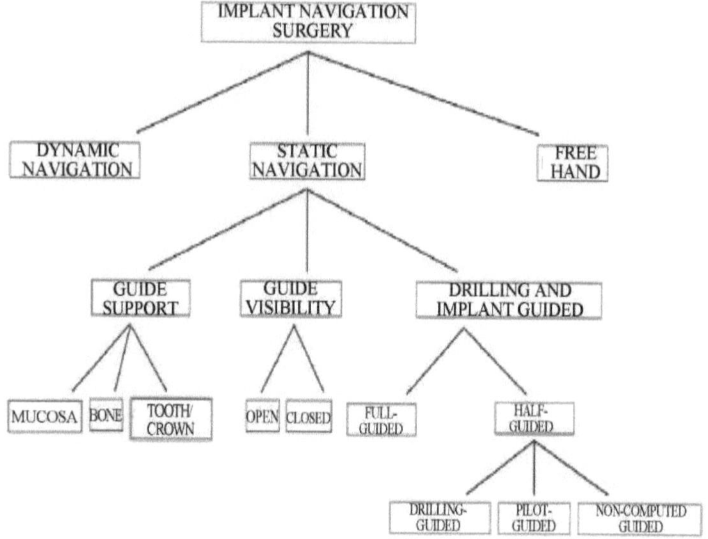

Implant navigation surgery classification.

Figura 2: Classificação da cirurgia de implantes guiada[11]

De acordo com ***Gargallo et al em 2019[11]*** , a cirurgia de implantes pode ser classificada com base no tipo de sistema de navegação em: navegação dinâmica e estática, e a navegação estática pode ainda ser dividida em cirurgia de implantes totalmente (FG) e semi-guiada (HG).

A navegação estática também pode ser classificada com base no tipo de stents de guia cirúrgica em: guiada aberta e fechada; ou guiada por mucosa, osso e coroa dentária. Todas estas diferentes abordagens cirúrgicas de navegação de implantes baseiam-se na forma como as informações do planeamento pré-cirúrgico ao doente são comunicadas durante a colocação do implante e contêm caraterísticas diferentes que

oferecem vantagens ou contratempos durante a colocação do implante
264

Aplicações :

Na prática diária da implantologia dentária, surgem questões relacionadas com a qualidade e quantidade de osso e tecido mole. O espaço disponível, a distribuição dos implantes, o posicionamento dos implantes em relação à restauração planeada e a proximidade dos implantes aos dentes e às estruturas vitais são algumas das questões que requerem uma determinação pré-tratamento.

Alguns pacientes requerem planos de tratamento sequenciais complexos que exigem múltiplos procedimentos de enxerto e contorno de tecidos moles ou duros antes e depois da colocação do implante. Estes pacientes são alguns dos casos mais difíceis para os dentistas e cirurgiões de restauração. A informação de diagnóstico e de planeamento do tratamento fornecida ao clínico a partir de uma avaliação 3D da anatomia do paciente utilizando tecnologias de TC pode ser fundamental para o sucesso da gestão destes casos complicados. As técnicas minimamente invasivas sem retalho guiadas por TC podem ser utilizadas para colocar implantes com precisão em áreas de anatomia distorcida e comprometida. [267]Na maioria das circunstâncias, "colocar os implantes onde está o osso" tornou-se um conceito do passado. Enxertos de tecidos moles, enxertos de elevação do seio maxilar, enxertos de osso em bloco, divisão do rebordo, aumentos do rebordo lateral e distração alveolar são alguns dos procedimentos realizados atualmente de forma rotineira para preparar os locais receptores antes da colocação do implante. Os implantes anteriores que falharam, incluindo implantes em lâmina e subperiosteais, e os danos no local associados podem deixar os doentes com defeitos reconstrutivos difíceis. As lesões traumáticas ou a patologia benigna ou maligna podem resultar na perda de osso, dentes e tecidos moles, resultando em defeitos de vários tamanhos.[268] Os procedimentos reconstrutivos para tratar estes defeitos podem deixar áreas de anatomia óssea anormal e tecido mole cicatrizado que complicam a obtenção de uma restauração de implante satisfatória. Os enxertos laterais do tipo block-onlay podem reabsorver uma parte do seu volume ósseo durante a cicatrização e maturação e requerem uma avaliação e um planeamento 3-D precisos .[13]

Vantagens;

O médico pretende colocar os implantes de forma previsível, tendo em conta a posição da restauração dentária planeada, bem como o historial médico, a biologia óssea e a anatomia individual do paciente.

O objetivo é que o(s) implante(s) seja(m) colocado(s) atraumaticamente e na maior quantidade e qualidade de osso, minimizando o risco de envolvimento das estruturas vitais e dentes circundantes. O paciente pretende restaurações suportadas por implantes que tenham o aspeto e funcionem como dentes naturais durante toda a vida. Os pacientes pretendem que o tratamento seja efectuado de forma rápida, previsível e bem sucedida, com o mínimo de dor, inchaço, stress e complicações, e com poucas interrupções na sua vida quotidiana. As vantagens para os médicos da utilização de tecnologias baseadas em TC são enormes. A avaliação do doente em 3-D e o planeamento do implante permitem examinar a anatomia óssea do doente antes de efetuar uma incisão. Permitem medições detalhadas 1 : 1 da largura e altura do osso disponível nas áreas planeadas para implantes. É possível a identificação exacta das estruturas anatómicas vitais e das dimensões do osso. As distâncias entre os implantes planeados, as angulações dos implantes adjacentes, as diferenças de angulação de um lado da arcada para o outro, a avaliação da trajetória de inserção da prótese, a colocação exacta das câmaras dos parafusos e a seleção pré-cirúrgica do pilar podem ser pré-determinadas. A espessura dos tecidos moles, a avaliação de procedimentos de aumento adjuvantes pré-operatórios ou intra-operatórios e o conhecimento pré-operatório dos comprimentos e larguras exactos dos implantes a colocar podem ajudar a reduzir as surpresas intra-operatórias .[12]

É necessário um tempo adicional considerável para que o médico faça impressões, trabalhe a restauração planeada com um enceramento de diagnóstico, fabrique um modelo radiográfico para o paciente usar durante o exame de TC/TCB, encomende ou faça o exame de TC/TCB, importe os dados da TC/TCB para o software, planeie o caso "virtualmente", encomende a guia cirúrgica e aprenda as técnicas e o equipamento necessários para colocar implantes através de uma guia cirúrgica.[268] O tratamento exigirá que o paciente incorra em custos adicionais para o trabalho de laboratório para fabricar a prótese radiográfica, a tomografia computorizada/CBCT e a guia cirúrgica. O médico incorrerá em custos adicionais com a aprendizagem de novas tecnologias, a atualização do hardware informático e a aquisição de novos programas de software e armamento .[11]

Navegação dinâmica

Esta técnica, também designada por cirurgia guiada por navegação, envolve o planeamento 3D com exploração de tomografia computorizada de feixe cónico (CBCT) e análise protética antes do procedimento cirúrgico. Não é utilizada uma férula guiada durante a cirurgia, mas com instrumentos especiais e um software específico, a perfuração óssea e a colocação do implante são completamente monitorizadas com o sistema de navegação. A anatomia do doente e os procedimentos cirúrgicos são mostrados em tempo real num software 3D .[13]

Vantagens:

A navegação dinâmica pode melhorar a precisão da colocação do implante em comparação com o método FH.

Com base num estudo clínico prospetivo multicêntrico, ***Block e colegas em*** [201714] observaram que a maior precisão em termos de angulação do implante é a caraterística proeminente da utilização da navegação dinâmica quando comparada com o método HG e FH. O software de navegação dinâmica permite a colocação correta do implante com um paralelismo adequado, e o feedback fornecido pelo médico dá a possibilidade de modificar a abordagem cirúrgica planeada durante a cirurgia. Desvantagens: Um erro no sistema que afecte a relação espacial entre os pontos de referência e o doente pode levar a um erro durante a perfuração e a colocação do implante. A necessidade de precaução durante todos os passos da cirurgia é obrigatória para evitar uma consequência iatrogénica para o doente. Assim, são necessárias mais investigações clínicas para avaliar os benefícios desta abordagem, incluindo a análise do consumo de tempo em comparação com outros métodos.[12]

Navegação estática

A navegação estática utiliza modelos cirúrgicos estáticos durante a sequência de perfuração do implante ósseo e a colocação do implante. Os modelos cirúrgicos transmitem ao doente as informações do planeamento pré-cirúrgico prospetivo e cirúrgico. O principal inconveniente do sistema de navegação estática é a incapacidade de alterar a posição de planeamento pré-cirúrgico durante a cirurgia, a menos que a abordagem cirúrgica seja alterada para a técnica de mão livre (FH). A cirurgia de navegação estática pode ser classificada de acordo com:

(1) o tipo de suporte de guia

(2) o tipo de visibilidade cirúrgica

(3) o tipo de instalação de perfuração e colocação de implantes

.[11]

Guia de apoio

Guia suportada pela mucosa As guias suportadas pela mucosa oral estão associadas à cirurgia sem retalho. Se a arquitetura óssea permitir a abordagem sem retalho, uma guia suportada pela mucosa deve ser a primeira escolha em pacientes parcial ou totalmente edêntulos. Em pacientes parcialmente edêntulos, uma combinação de guia suportada por mucosa e dente/coroa melhorará a estabilização da férula cirúrgica, enquanto em casos totalmente edêntulos, as férulas cirúrgicas são suportadas por flanges mucosas vestibulares e linguais, bem como pela mucosa palatina. Além disso, os pinos de fixação transmucosa são frequentemente utilizados em pacientes totalmente edêntulos para melhor estabilizar a férula .[13]

Vantagens:

Os modelos de guia completo suportados pela mucosa oferecem maior precisão do que os guias suportados pelo osso, embora sem grandes diferenças. Esta melhor precisão acompanhada de stents de guia de mucosa pode estar relacionada com a necessidade de elevar os retalhos cirúrgicos em guias com suporte ósseo, o que acaba por interferir com os guias cirúrgicos. Assim, as guias suportadas pela mucosa estão normalmente associadas à cirurgia sem retalhos, que está associada a menos dor pós-operatória, inchaço e menor morbilidade do doente. Este procedimento também envolve a maior satisfação do doente e uma redução significativa do tempo de cadeira em comparação com a cirurgia com retalho.

Desvantagens:

A cirurgia sem retalho evita procedimentos de aumento ósseo que reduzem o número de casos em que pode ser utilizada. Além disso, os procedimentos de aumento de tecidos moles teriam de ser limitados à abordagem do túnel. Obstáculos adicionais podem envolver a estabilização da guia cirúrgica 3D numa arcada edêntula em comparação com um paciente parcialmente edêntulo, bem como a utilização de um scanner intra-oral devido à redução dos pontos de referência anatómicos [2,13]. No entanto, os avanços na tecnologia digital estão lentamente a ultrapassar estes obstáculos.

Guia com suporte ósseo

Neste método, a guia cirúrgica é apoiada na superfície óssea, o que requer a reflexão de um retalho de espessura total. Estão indicados em casos com deficiências ósseas, onde estão indicados procedimentos de aumento ósseo, ou em áreas com limitações anatómicas [13].

Vantagens:

A principal vantagem desta abordagem é facilitar os procedimentos de aumento ósseo para ultrapassar insuficiências anatómicas, se indicado. A cirurgia com retalho aberto permite o contacto visual direto com a arquitetura óssea, com estruturas anatómicas como o nervo mental, com a parede lateral do seio maxilar ou com os limites ósseos externos da cavidade nasal.

Desvantagens:

A cirurgia com retalho está associada a um aumento da morbilidade do doente, maior dor pós-operatória, maior consumo de analgésicos, inchaço pós-operatório e maior tempo de cadeira. Por conseguinte, também resulta numa menor satisfação do doente em comparação com as guias suportadas pela mucosa ou pelos dentes.

Guia de suporte do dente/coroa

Os restantes dentes ou coroas são utilizados para melhorar a estabilização dos modelos de guia em pacientes parcialmente desdentados. A mucosa ou o suporte ósseo também podem ser aplicados em simultâneo. Os implantes de transição também podem ser utilizados para melhorar a estabilização das guias cirúrgicas como uma abordagem alternativa em pacientes totalmente desdentados .[11]

Vantagens:

Os pacientes parcialmente edêntulos permitem um melhor suporte da guia cirúrgica do que os pacientes totalmente edêntulos, devido à utilização dos dentes remanescentes para estabilização adicional.

Raico Gallardo et al em 2017[15] , numa revisão sistemática, as guias suportadas por dentes ofereceram maior precisão do que as guias suportadas por osso ou mucosa. Consequentemente, as guias suportadas por dentes/coroas em combinação com as guias suportadas por mucosa em cirurgias de FG sem retalho proporcionam a maior precisão no posicionamento de implantes em 3D entre o planeamento pré-cirúrgico e a colocação final do implante/ Além disso, os modelos suportados por dentes/coroas podem oferecer todas as vantagens das guias suportadas por mucosa ou osso quando aplicadas.

Desvantagens:

Se for necessária a reflexão de um retalho, este pode interferir com as guias cirúrgicas e reduzir a transmissão da precisão do posicionamento do implante. Por conseguinte, recomenda-se o planeamento pré-cirúrgico para evitar interferências do retalho .[13]

Visibilidade do guia

Guias fechados

Os stents-guia fechados cobrem todo o campo cirúrgico e não permitem a visibilidade do osso ou da mucosa durante a sequência de perfuração óssea e a colocação do implante. São mais restritivos do que os stents-guia abertos e são mais frequentemente utilizados na cirurgia de FG.

Vantagens:

As brocas e os implantes são totalmente conduzidos através da férula cirúrgica, evitando possíveis modificações da perfuração óssea durante a cirurgia.

Desvantagens:

Os resultados satisfatórios dependem do planeamento pré-cirúrgico e da eficácia do tipo de sistema de guia utilizado, uma vez que a sequência de perfuração incorrecta ou o posicionamento incorreto do implante não são detectados quando são utilizados modelos fechados. As guias fechadas não permitem que o fluido de arrefecimento entre em contacto direto com as brocas durante a preparação do osso, o que pode aumentar a temperatura do osso e possivelmente comprometer a cicatrização .[13,14]

Guias abertos

As guias abertas têm um acesso aberto localizado no lado bucal da férula que permite uma visão bucal do campo cirúrgico e um controlo visual direto do osso e da mucosa durante a sequência de perfuração óssea e a colocação do implante

Vantagens:

As brocas e os implantes podem ser total ou parcialmente conduzidos através da férula cirúrgica. Alguns erros pré-cirúrgicos ou imprecisões do sistema guiado podem ser ultrapassados graças ao controlo visual direto do osso e da mucosa durante a perfuração e a colocação do implante. Assim, um defeito nos tecidos duros ou moles pode ser detectado e corrigido. Por fim, as guias abertas permitem um melhor contacto do fluido de arrefecimento com as brocas, reduzindo a temperatura durante o osso[14] .

Desvantagens:

Os resultados desejáveis dependem do planeamento pré-cirúrgico e da eficácia do sistema guiado utilizado, embora um erro de posicionamento potencial crescente se deva ao facto de os sistemas guiados abertos serem um método menos restritivo.

Perfuração e colocação de implantes

Totalmente guiado (FG)

Também são conhecidas como cirurgia guiada ou cirurgia guiada por computador. A navegação estática FG envolve a exploração CBCT, o planeamento 3D e a análise protética antes de ser obtido um modelo guiado por computador para efetuar uma colocação de implante guiada. O modelo guiado por computador orienta todo o procedimento cirúrgico, a preparação do osso de perfuração e a colocação do implante. Muitas vezes, a FG acompanha uma cirurgia sem retalhos, considerando que o planeamento 3D e os modelos guiados por computador fornecem informações suficientes para evitar retalhos. Uma cirurgia sem retalhos requer volume ósseo suficiente e mucosa queratinizada suficiente para evitar procedimentos regenerativos. Se o osso ou a mucosa queratinizada forem insuficientes, a cirurgia com retalho é altamente recomendada juntamente com a cirurgia com implante de FG para realizar a regeneração óssea e evitar incisões em punch para manter o máximo de mucosa queratinizada .[11,14,15]

Vantagens:

A exatidão é uma das principais vantagens de uma cirurgia de implantes totalmente guiada. Vários ensaios clínicos aleatórios confirmam que a cirurgia FG oferece a maior precisão na transmissão do posicionamento do implante desde o planeamento pré-cirúrgico até ao paciente[15] .

Arisan et al 2013, num estudo clínico prospetivo, concluíram que o menor erro de posicionamento do implante ocorreu com guias de implante único e FG suportadas pela mucosa (6%), em comparação com FH (88%). Além disso, concluiu-se que a colocação de um implante FG resulta num erro emergente interproximal significativamente menor.

Desvantagens:

Os modelos totalmente guiados determinam a perfuração óssea e a colocação do implante, mas eliminam a possibilidade de alterar qualquer coisa durante a cirurgia. São necessárias competências de planeamento 3D e qualquer erro no planeamento pré-cirúrgico ou no sistema guiado resultará num posicionamento incorreto do implante. Assim, a experiência cirúrgica é altamente recomendada para evitar este inconveniente e ultrapassar qualquer imprecisão. Em última análise, o custo da cirurgia de FG é mais elevado, especialmente em comparação com a técnica de FH, em que não são utilizados modelos .[14]

Meio-guiado (HG)

Esta abordagem, que também tem sido referida como cirurgia parcialmente guiada, pode envolver o planeamento protético e pré-cirúrgico com exploração de CBCT (3D) e planeamento de modelos de gesso (3D). Embora o planeamento radiológico 3D seja preferido, também pode ser utilizada uma imagem radiológica 2D. Um stent cirúrgico fabricado ou não fabricado por computador pode ser utilizado em diferentes abordagens: guiado por perfuração, guiado por broca-piloto ou não guiado por computador.

Perfuração guiada.

É utilizada uma guia cirúrgica durante toda a sequência de perfuração óssea. Uma vez colocado o implante, a guia cirúrgica é retirada.

Vantagens:

A perfuração guiada tem vantagens semelhantes à abordagem FG.

Block et al. em 2017[15] , num estudo clínico prospetivo, e ***Kuhl et al. em 2013***[16] num estudo in vitro, obtiveram resultados semelhantes em termos de precisão quando compararam a cirurgia de colocação de implantes guiada por FG e por perfuração. Pelo contrário, ao comparar a precisão do posicionamento com a colocação de implantes FH, a colocação de implantes guiada por perfuração mostrou uma precisão significativamente melhor ***Aaboud et al. em 2017***[17] . A diferença entre a cirurgia guiada por perfuração e a cirurgia FG é o contacto visual direto com o implante e os tecidos circundantes durante a inserção do implante guiada por perfuração, graças à colocação de implantes FH [13,15]

Desvantagens:

A posição vertical do implante não é controlada por um guia durante a colocação do implante. Esta falta de controlo pode ser particularmente significativa com desenhos de implantes autoroscantes nos tipos de osso III e IV.

Broca-piloto guiada.

Também tem sido designada por cirurgia guiada por primeira perfuração. Esta técnica apenas necessita do guia cirúrgico durante a sequência de perfuração piloto do osso. Assim, após a utilização da broca piloto, a guia cirúrgica é removida.

Vantagens:

A cirurgia guiada por broca piloto permite modificações na perfuração óssea após a utilização da primeira broca. Qualquer erro no planeamento pré-cirúrgico ou no sistema guiado não conduzirá a um posicionamento incorreto do implante. ***Kuhl et al em 2013[16] num*** estudo aleatório em cadáveres, foram obtidos apenas resultados ligeiramente menos precisos quando se utilizou o sistema guiado por broca-piloto em comparação com o sistema FG. No entanto, ensaios clínicos randomizados confirmam a maior precisão das guias de broca-piloto em comparação com o sistema FH .[11]

Desvantagens:

Após a utilização da guia de broca-piloto, é efectuada a cirurgia de FH. De um modo geral, de acordo com ensaios clínicos aleatórios, a cirurgia guiada por broca piloto demonstra uma menor precisão quando comparada com a cirurgia FG. É necessária experiência cirúrgica para evitar o posicionamento incorreto do implante, uma vez que a posição 3D final é guiada por FH e o posicionamento vertical do implante não é controlado.

Não orientado por computador.

Um modelo cirúrgico não fabricado por computador é utilizado durante a fase de perfuração óssea e, por vezes, até na colocação do implante. Este stent cirúrgico é produzido a partir do planeamento 3D, que requer uma exploração CBCT ou XR, e uma análise do modelo de gesso. Normalmente, um wax-up ou uma prótese temporária serve de referência para a construção de um stent radiológico termoplástico que será convertido num stent cirúrgico

Vantagens:

É fácil de executar tanto na clínica como no laboratório e requer menos custos do que os sistemas guiados por computador, incluindo a navegação dinâmica e os sistemas de navegação estática completa e semi-guiada. As guias são normalmente abertas ou transparentes, oferecendo vantagens de guia aberta. Permitem muitas vezes a modificação durante a sequência de perfuração óssea e durante a colocação do implante. Também proporcionam uma melhor precisão de posicionamento do implante do que a abordagem à mão livre .[11]

Desvantagens:

Menos preciso do que os stents FG, com guia de perfuração ou com guia piloto.

Para além disso, durante o procedimento cirúrgico, os modelos fabricados sem computador demonstraram menos estabilidade do que os fabricados com computador, aumentando a dificuldade de colocação do implante. Por conseguinte, recomenda-se a experiência cirúrgica na colocação de implantes para obter resultados adequados.

Guiado à mão livre

É também conhecida como cirurgia convencional e cirurgia mental ou guiada pelo cérebro. Embora o planeamento 3D seja altamente recomendado, um planeamento pré-cirúrgico pode ou não envolver a exploração por TCFC. Os modelos cirúrgicos não são utilizados durante a perfuração óssea e durante a colocação do implante.

Vantagens:

Este método comummente utilizado requer menos preparação laboratorial e clínica pré-cirúrgica. Oferece a melhor visão cirúrgica durante o tratamento sem utilizar quaisquer dispositivos que possam interferir com a visão direta do leito do implante e dos tecidos circundantes. De acordo com ensaios clínicos aleatórios, os parâmetros peri-implantares habitualmente utilizados para monitorizar a cicatrização dos tecidos, tais como a perda óssea marginal, a hemorragia à sondagem, a profundidade de sondagem, o índice de placa e o índice gim-gengival, não revelaram benefícios adicionais quando foram utilizadas as técnicas totalmente ou semi-guiadas em comparação com o método à mão livre.

Desvantagens:

A cirurgia de implantes FH oferece o mínimo de precisão na transmissão do planeamento protético e pré-cirúrgico ao doente. O posicionamento incorreto do implante associado à colocação de implantes FH é frequente, afectando 88% dos implantes. Assim, a experiência cirúrgica é altamente recomendada para ultrapassar esta limitação.[11]

REFERÊNCIAS:

1. Cullum DR, Deporter D, editores. Cirurgia de Implante Dentário Minimamente Invasiva. John Wiley & Sons; 2015 Dez 14.

2. Mozzo P, Procacci C, Tacconi A, et al. Um novo aparelho de TC volumétrico para imagiologia dentária baseado na técnica de feixe cónico: resultados preliminares. Eur Radiol 1998;8 : 1558 - 1564 .

3. 2. Mah J , Hatcher D . Imagiologia craniofacial tridimensional . Am J Orthod Dentofac Orthoped 2004 ; 126 : 308 - 309 .

4. Hashimoto K , Yoshinori A , Kazui I , et al. Comparação de um novo aparelho de tomografia computorizada de feixe cónico limitado para utilização dentária com um aparelho de TC helicoidal com vários detectores. Oral Surg Oral Med Oral Path Oral Radiol Endo 2005 ; 95 : 371 - 377 .

5. Sukovic P . Tomografia computorizada de feixe cónico na imagiologia craniofacial. Orthod Craniofac Res 2003 ; 6 (Suppl 1): 31 - 36 .

6. Rothman SL , Chaft ez N , Rhodes ML , Schwarz MS . TC na avaliação pré-operatória da maxila e da mandíbula para cirurgia de implantes endósseos . Radiologia 1988 ; 168 : 171 - 175 .

7. 6. Casselman JW , Deryckere F , Hermans R , et al. Denta Scan: Programa de software de TC utilizado na avaliação anatómica da mandíbula e maxila na perspetiva da cirurgia de implantes endósseos. Rofo 1991 ; 155 (1): 4 - 10 .

8. Villari N , Fanfani F . Contribuição diagnóstica da TC em implantologia: utilização de um novo programa de reconstrução Denta-Scan . Radiol Med 1992 ; 83 : 608 - 614 .

9. Tal H , Moses O . Uma comparação da radiografia panorâmica com a tomografia computorizada no planeamento da cirurgia de implantes. Dentomaxilofac Radiol 1991 ; 20 : 40 - 42 .

10. fontes SimPlant. História da Web - Sobre o CSI. Disponível em: http://sites.google. com/ site/simplantisrael/ simplantsources. Última

acedido em 13 de maio de 2015.

11.Gargallo-Albiol J, Barootchi S, Salomó-Coll O, Wang HL. Vantagens e desvantagens da cirurgia de navegação de implantes. Uma revisão sistemática. Annals of Anatomy-Anatomischer Anzeiger. 2019 Sep 1;225:1-0.

12.Noharet, R., Pettersson, A., Bourgeois, D., 2014. Precisão da colocação de implantes na maxila posterior em relação a 2 tipos de guias cirúrgicos: um estudo piloto no cadáver humano. J. Prosthet. Dent. 112 (3), 526-532.

13.Younes, F., Cosyn, J., De Bruyckere, T., Cleymaet, R., Bouckaert, E., Eghbali, A., 2018. Estudo controlado randomizado sobre a precisão da cirurgia de implante à mão livre, guiada por broca piloto e totalmente guiada em pacientes parcialmente edêntulos. J. Clin. Peri-odontol,

14.Vercruyssen, M., Cox, C., Coucke, W., Naert, I., Jacobs, R., Quirynen, M., 2014a. Ensaio clínico aleatório que compara a cirurgia de implantes guiada (suportada por osso ou mucosa) com a navegação mental ou a utilização de um modelo de broca-piloto. J. Clin.Periodontol. 41 (7), 717-723.

15.Block, M.S., Emery, R.W., Cullum, D.R., Sheikh, A., 2017. A colocação de implantes é mais precisa usando a navegação dinâmica. J. Oral Maxillofac. Surg. 75 (7), 1377-1386.

16. Kuhl, S., Zurcher, S., Mahid, T., Muller-Gerbl, M., Filippi, A., Cattin, P., 2013. Precisão da cirurgia de implante totalmente guiada vs. meio guiada. Clin. Oral Implants Res. 24 (7),763-769.

17. Aaboud, M., Aad, G., Abbott, B., Abdallah, J., Abdinov, O., Abeloos, B., et al., 2017.Measurement of the prompt J/[Fórmula: ver texto] pair production cross-sectionin pp collisions at [Fórmula: ver texto] TeV with the ATLAS detetor. Eur. Phys.J. C Fields 77 (2),

CAPÍTULO 9 : LASERS NA TERAPIA PERI-IMPLANTAR MINIMAMENTE INVASIVA

As aplicações do laser na terapia com implantes têm vindo a expandir-se gradualmente em resultado do aumento da publicação de investigações básicas e clínicas utilizando lasers de díodo, dióxido de carbono (CO_2), granada de ítrio-alumínio dopada com neodímio (Nd: YAG), granada de ítrio-alumínio dopada com érbio (Er: YAG) e laser de érbio, crómio dopado com ítrio, escândio, gálio e granada (Er,Cr:YSGG). Todos estes comprimentos de onda com potência de saída moderada podem ser utilizados como adjuvantes na terapia periodontal inicial, não só para desbridar o tecido conjuntivo e o epitélio das bolsas periodontais, mas também para inativar as bactérias que invadem os tecidos peri-implantares .[1]

Além disso, os lasers de érbio podem fazer a ablação do cálculo com uma eficácia comparável à dos instrumentos manuais ou ultra-sónicos, preservando o cemento radicular por baixo do cálculo. A potência do laser através de uma ponta de laser fina permite ao médico realizar procedimentos precisos e pequenos com danos mínimos em redor do local tratado. Uma modalidade de tratamento tão precisa é essencial para a realização de tratamentos minimamente invasivos[2-4] . Em contraste com as abordagens com laser, surgiu outra modalidade de tratamento, denominada fototerapia, que é mais conhecida como terapia com laser de baixa intensidade. Um princípio importante da fototerapia é que os parâmetros de potência empregues são de uma dose mais baixa do que os utilizados na cirurgia. A terapia laser de baixa intensidade foi frequentemente designada por "terapia laser suave" ou "terapia laser fria", o que gerou alguma confusão. O termo atual, fotobiomodulação, descreve com mais precisão o processo pretendido, ou seja, a redução da inflamação juntamente com a estimulação da proliferação celular 6[5,]

Outra aplicação da fototerapia é a terapia fotodinâmica antimicrobiana, que visa destruir os agentes patogénicos na bolsa com espécies reactivas de oxigénio produzidas pela combinação de um laser de luz visível de baixa intensidade e um fotossensibilizador. Este protocolo tem atraído a atenção como uma abordagem nova e minimamente invasiva para o tratamento de bolsas à volta dos dentes e implantes dentários[7] . Para uma compreensão adequada dos princípios básicos das aplicações dos lasers na terapia periodontal minimamente invasiva, é essencial discutir as caraterísticas de cada laser e as suas aplicações com base nos seus comprimentos de onda específicos .[1]

Caraterísticas de cada comprimento de onda na terapia peri-implantar

Os lasers utilizados na terapia periodontal e peri-implantar podem ser divididos em três grupos.

Lasers para ablação de tecidos moles apenas

1.   Lasers de díodo e Nd:YAG

A energia fotónica dos lasers de díodo e Nd:YAG encontra-se no espetro do infravermelho próximo (aproximadamente 800-1.100 nm) e é rápida e seletivamente absorvida nas áreas de inflamação pelos componentes sanguíneos e pigmentos dos tecidos. Os comprimentos de onda de 800-1.100 nm são essencialmente transmitidos através da água, o que explica a sua penetração profunda em tecidos moles saudáveis. Como a maior parte do cálculo subgengival é de cor escura, para evitar danos térmicos, deve ter-se o cuidado de evitar o contacto prolongado destes tipos de laser com a estrutura radicular. Do mesmo modo, devem ser tomadas as mesmas precauções em torno do tecido ósseo. Por outro lado, a interação destes tipos de laser com tecido duro dentário saudável é mínima ou nula. Esta propriedade dos lasers de díodo e NdYAG torna-os adequados para procedimentos em tecidos moles. O feixe de laser é conduzido através de uma fibra ótica, que é utilizada "em contacto" com o tecido alvo. No entanto, pode ser utilizado um modo sem contacto quando se tenta qualquer hemostase.

Embora os lasers de díodo e Nd:YAG tenham interações semelhantes com os tecidos duros e moles, diferem no seu modo de emissão. O Nd:YAG é um laser pulsado de funcionamento livre, com impulsos de duração muito curta e um ciclo de emissão (rácio entre o tempo "ligado" e o tempo total de tratamento) de <1% e uma potência de pico por impulso correspondentemente muito elevada (da ordem dos 100-1 000 W). Todos os lasers de díodo podem ser utilizados num modo de onda contínua, no qual existe uma emissão constante de energia laser .[1]

Além disso, podem funcionar produzindo impulsos, embora com ciclos de emissão maiores e uma potência de pico significativamente inferior à do laser Nd:YAG. Assim, o médico deve estar ciente do calor que pode ser produzido no tecido alvo por cada um destes tipos de laser.

Para a terapia periodontal inicial, estes lasers são utilizados para a inativação de bactérias e remoção de tecido mole inflamado da bolsa periodontal ou à volta do sulco do implante, bem como para obter hemostase em tecido agudamente inflamado. Estes procedimentos utilizam potências médias relativamente baixas, que são normalmente inferiores às utilizadas para cirurgia .[1,5]

***Romanos et al. em 2009*[8] *e Schwarz et al*. em *2011*[9] sugeriram que o laser Nd:YAG pulsado de funcionamento livre está contraindicado para o tratamento de superfícies de implantes de titânio, porque a elevada potência de pico, bem como a taxa de reflexão moderada deste laser do metal de titânio, provoca facilmente a fusão da superfície metálica. ***Goncalves et al. em 2016*[10] , num estudo in vitro, utilizaram um laser Nd: YAG em modo sem contacto com uma duração de pulso mais longa e não demonstraram danos nestas superfícies de titânio. A diferença nos resultados desses estudos foi causada pela irradiação

parâmetros.

***Romanos et al em 2018*[8] utilizaram um modo de contacto com uma duração de impulso muito curta de 100 microssegundos e uma potência média mais elevada.

***Giannelli et al em 2020*[11] utilizaram uma duração de impulso aproximadamente 10 vezes superior (1 milissegundo). Este último estudo demonstrou a capacidade da irradiação com laser Nd:YAG de baixa energia para suprimir a inflamação induzida experimentalmente a partir de superfícies de implantes contaminadas, sem afetar a morfologia da superfície desses implantes. Em geral, o laser de Nd: YAG deve ser utilizado com precaução e deve ser dada atenção aos parâmetros de irradiação e à colocação do feixe de laser.

Laser de CO2

Os lasers de CO2 utilizam energia fotónica no espetro do infravermelho distante (comprimento de onda 9.300-10.600 nm). Em comparação com quaisquer outros comprimentos de onda dentários, têm a maior absorção nos minerais dentários, como a hidroxiapatite e o fosfato de cálcio, e devem ser utilizados com algum cuidado durante os procedimentos periodontais em tecidos moles, de modo a evitar o contacto direto com os tecidos duros. A profundidade de penetração nos tecidos moles é relativamente pequena (cerca de 0,2 mm). De forma idêntica aos lasers de díodo, os lasers de CO2 podem ser utilizados em onda contínua ou pulsada. As suas potências de pico podem aproximar-se dos 200 W, pelo que são muito eficientes na remoção de tecidos moles. O feixe laser é focado no tecido sem contacto direto, o que difere da abordagem do sistema de fibra ótica de um díodo.[12]

São utilizadas algumas pontas acessórias para direcionar a energia para a bolsa periodontal. Os lasers de CO2 têm aplicações em tecidos moles para terapia periodontal semelhantes aos comprimentos de onda de díodo e Nd:YAG. Estas aplicações incluem a redução bacteriana, o desbridamento de tecidos moles doentes nas bolsas e à volta dos implantes, e a coagulação .[13]

Lasers para ablação de tecidos duros e moles

Os lasers de érbio, como os lasers Er: YAG e Er,Cr:YSGG, visam a água ou o ião hidróxido (OH_) como alvos primários e o mineral como alvo secundário, e emitem na gama do infravermelho médio a um comprimento de onda de 2.940 nm para o Er:YAG e 2.780 nm para o Er,Cr:YSGG, respetivamente. Como são bem absorvidos na água, a sua profundidade de penetração pode atingir 5 lm[295] . Os sistemas laser de érbio têm modos de emissão pulsada de funcionamento livre com potências de pico semelhantes às dos lasers de Nd:YAG. Deste modo, permitem a ablação com efeitos secundários térmicos mínimos .[14,15]

A energia fotónica dos lasers Er: YAG e Er,Cr:YSGG pode ser fornecida em modo de contacto ou sem contacto. Estes lasers de érbio podem ser utilizados para o desbridamento de tecidos moles de tecidos periodontais e peri-implantares doentes, redução de bactérias e remoção de cálculos numa abordagem não cirúrgica. Como o cálculo dentário tem um teor moderado de água, os lasers de érbio são indicados para a sua remoção; no entanto, deve ter-se cuidado para não remover o excesso de cemento, que tem propriedades de hidratação semelhantes .[16]

Lasers de baixo nível para biomodulação

Karokoff et al em 2019[17] num estudo in vitro, foi demonstrado que os lasers Er:YAG estimulam os osteoblastos de ratinho e os fibroblastos gengivais humanos. Nestas doses significativamente mais baixas de fornecimento de energia laser, verificou-se uma maior proliferação e uma formação estrutural mais precoce em comparação com culturas de fibroblastos de controlo não irradiadas. O mecanismo da proliferação melhorada e da cicatrização acelerada de feridas com terapia laser de baixa intensidade não é totalmente claro, mas pode ser parcialmente explicado pela bioestimulação.

Os dispositivos especificamente concebidos para a foto biomodulação estão disponíveis em lasers de díodos com comprimentos de onda de emissão de 630-980 nm[1] 7.

Pershaw et al em 2020[18] demonstrou que os efeitos foto biomoduladores do tratamento com laser, também convencionalmente designado por tratamento com laser de baixa intensidade, utilizando os comprimentos de onda acima descritos para cortar tecidos moles ou duros, contribuem para os efeitos benéficos das abordagens "cirúrgicas" de tratamento com laser.

Aaditee Vande et al em 2022[19] , numa recente revisão sistemática e meta-análise, avaliaram a eficácia da terapia de fotobiomodulação (PBM) com laser de baixa intensidade (LLLT) em torno de implantes dentários convencionais em termos de estabilidade dos implantes, utilizando parâmetros como os valores de torque de inserção, o teste de torque inverso, o teste de percussão, o ISQ e os PTVs. Concluíram que a terapia PBM utilizando LLLT mostra um efeito positivo na estabilidade do implante em diferentes intervalos, especialmente durante as fases iniciais da cicatrização, e vale a pena considerar para pacientes com implantes dentários.

A terapia fotodinâmica é uma técnica que utiliza alguns destes lasers de díodos de baixa potência e dispositivos de díodos emissores de luz que emitem luz visível e infravermelha próxima, juntamente com um corante líquido fotossensível.

No caso da terapia fotodinâmica, os termos terapia fotodinâmica antimicrobiana ou desinfeção fotoactivada são frequentemente utilizados para designar a seleção de organismos patogénicos. A energia fotónica "excita" as moléculas de corante na presença de oxigénio tecidular e são produzidas espécies de oxigénio "altamente reactivas". Este radical citotóxico pode então destruir as células bacterianas.

Uma preocupação com a utilização de lasers tem sido a forma como um determinado comprimento de onda afecta a superfície do implante. Uma amostra da literatura ilustra os resultados de estudos in vitro, nomeadamente: o laser de díodo (a 809 e 980 nm) não causa danos na superfície do titânio; o Nd:YAG pode ou não produzir fusão; e os lasers de érbio (Er:YAG e Er,Cr:YSGG) e CO2 devem ser utilizados com parâmetros de baixa potência. Os implantes de zircónia estão a aumentar em popularidade e um estudo sugere que é seguro irradiar a superfície de implantes feitos de zircónia apenas com lasers de díodo .[20]

Estudos clínicos da utilização de lasers na terapia peri-implantar não cirúrgica

Existem vários relatórios publicados sobre a utilização de

vários comprimentos de onda de laser no tratamento de doenças peri-implantares, e a maioria demonstrou benefícios para a descontaminação da superfície do implante.

Lerario et al, em 2007, demonstraram que a utilização adjuvante de laser de díodo (810 nm) melhorou significativamente o resultado do tratamento ao fim de um ano na redução da profundidade de sondagem, em comparação com o grupo de desbridamento mecânico. Embora tenham utilizado instrumentos manuais e ultra-sónicos nos grupos do laser e de controlo, o colutório de clorexidina e a aplicação tópica de gel de clorexidina foram utilizados apenas no grupo do laser. Concluíram que foi sugerido que a descontaminação completa com a combinação de laser, desbridamento mecânico e controlo químico da placa bacteriana foi bem sucedida no tratamento da peri-implantite em pacientes fumadores e não fumadores. Os lasers de érbio (Er:YAG e Er,Cr: YSGG) parecem gerar os comprimentos de onda ideais para o tratamento da peri-implantite. Estes lasers são eficazes na ablação de tecidos moles e duros sem causar danos térmicos adversos e têm efeitos positivos no processo de cicatrização .[21]

Taniguchi et al[22] . investigaram os parâmetros óptimos de irradiação do laser Er:YAG para o desbridamento de superfícies com diferentes microestruturas de vários implantes dentários.

Schwarz et al em 2009[23] também referiram que, apesar de terem sido alcançadas melhorias clínicas após 24 meses de cicatrização, o exame histopatológico revelou a presença de condições inflamatórias crónicas.

Renvert et al em 2011[24] compararam um dispositivo abrasivo a ar e a monoterapia com laser Er:YAG para tratamento não cirúrgico em pacientes com peri-implantite. Aos 6 meses, a hemorragia à sondagem e a supuração mostraram uma diminuição significativa em ambos os grupos. No entanto, os resultados do tratamento clínico foram limitados e semelhantes entre os dois métodos.

Persson et al 2011[25] compararam os efeitos microbiológicos de um laser Er: YAG e de um método de polimento subgengival abrasivo a ar no tratamento não cirúrgico da periimplantite. Ao fim de 1 mês, os números de algumas espécies de bactérias foram reduzidos nos grupos do método abrasivo a ar e do laser. No entanto, aos 6 meses, ambos os métodos não conseguiram reduzir as contagens bacterianas e as melhorias clínicas foram limitadas. Assim, com base nos estudos clínicos comparativos publicados até à data, as vantagens dos lasers de érbio para o desbridamento da superfície dos implantes não foram clinicamente demonstradas. A utilização de lasers no tratamento não cirúrgico da doença peri-implantar apresenta resultados superiores limitados na literatura a curto prazo, em comparação com o tratamento convencional sem laser.

Taniguchi et al. em 2013[26] investigaram os parâmetros óptimos de irradiação com laser Er:YAG para o desbridamento de diferentes superfícies microestruturais de vários implantes dentários. As recomendações dadas pelos autores desse estudo podem ajudar os investigadores a escolher os parâmetros de laser adequados para o tipo de implante dentário utilizado.

Schwarz et al, em 2017[27] , relataram que os resultados clínicos de 4 anos obtidos após a terapia cirúrgica não foram influenciados pelo método de descontaminação da superfície por irradiação com laser Er: YAG com spray salino estéril ou desbridamento com uma cureta de plástico, limpando com bolinhas de algodão e irrigando com solução salina estéril. Assim, a melhoria da biocompatibilidade da superfície do implante após o desbridamento com um laser de Er: YAG, em comparação com abordagens de descontaminação sem laser, ainda não está resolvida.

Mailoa et al em [20132] e ***Kotsakis et al em*** [20142] analisaram diferentes terapias laser como um todo, enquanto uma análise efectuada por ***Yan et al em 2015***[30] examinou os resultados clínicos da utilização do laser Er:YAG. Estas três meta-análises não conseguiram encontrar uma superioridade significativa da terapia com laser Er:YAG em relação aos métodos convencionais, como o desbridamento com curetas de plástico ou a ablação por ar. No entanto, Y an et al observaram que na meta-análise de subgrupo para tipos individuais de aplicações de laser, a utilização de um laser de Er:YAG como alternativa ao desbridamento mecânico poderia potencialmente proporcionar benefícios adicionais a curto prazo. Em estudos individuais incluídos nestas meta-análises, a terapia com Er:YAG demonstrou uma melhoria estatisticamente significativa na redução da profundidade de sondagem aos 6 meses após o tratamento, em comparação com abordagens convencionais sem laser.

REFERÊNCIAS

1. Mizutani K, Aoki A, Coluzzi D, Yukna R, Wang CY, Pavlic V, Izumi Y. Lasers na terapia periodontal e peri-implantar minimamente invasiva. Periodontologia 2000. 2016 Jun;71(1):185-212.

2. Aoki A, Ando Y, Watanabe H, Ishikawa I. Estudos in vitro sobre a descamação a laser do cálculo subgengival com um laser erbium: YAG. J Periodontol 1994: 65: 1097-1106.

3. Aoki A, Sasaki KM, Watanabe H, Ishikawa I. Lasers na terapia periodontal não cirúrgica. Periodontol 2000 2004: 36: 59-97.

4. Hakki SS, Korkusuz P, Berk G, Dundar N, Saglam M, Bozkurt B, Purali N. Comparação do laser de Er, Cr:YSGG e da instrumentação manual na fixação de fibroblastos do ligamento periodontal a superfícies radiculares periodontalmente doentes: um estudo in vitro. J Periodontol 2010: 81: 1216-1225.

5. Anders JJ, Lanzafame RJ, Arany PR. Terapia com luz de baixa intensidade/laser versus terapia de fotobiomodulação. Photomed Laser Surg 2015: 33: 183-184.

6. Aoki A, Takasaki AA, Pourzarandian A, Mizutani K, Ruwanpura SM, Iwasaki K, Noguchi K, Oda S, Watanabe H, Ishikawa I, Izumi Y. Estratégias de laser de fotobio-modulação na terapia periodontal. Em: Waynant R, Tata DB, editores. Light-activated tissue regeneration and therapy II. Tomar, Portugal: Springer, 2007: 181-190.

7. Takasaki AA, Aoki A, Mizutani K, Schwarz F, Sculean A, Wang

CY, Koshy G, Romanos G, Ishikawa I, Izumi Y. Aplicação da terapia fotodinâmica antimicrobiana em doenças periodontais e peri-implantares. Periodontol 2000 2009: 51: 109-140.

8. Romanos GE, Everts H, Nentwig GH. Efeitos da irradiação com laser de díodo e Nd:YAG em discos de titânio: um exame ao microscópio eletrónico de varrimento. J Periodontol 2009: 71: 810-815.

9. Schwarz F, Hegewald A, John G, Sahm N, Becker J. Acompanhamento de quatro anos da terapia cirúrgica combinada de peri-implantite avançada, avaliando dois métodos de descontaminação da superfície. J Clin Periodontol 2011: 40: 962-967.

10. Goncalves F, Zanetti AL, Zanetti RV, Martelli FS, Avila Campos MJ, Tomazinho LF, Granjeiro JM. Eficácia dos lasers de diodo de 980 mm e de granada de ítrio e alumínio dopado com neodímio de pulso extra-longo de 1064 nm na desinfeção de implantes. Photomed Laser Surg 2010: 28: 273-280.

11. Giannelli M, Bani D, Tani A, Pini A, Margheri M, Zecchi-Orlandini S, Tonelli P, Formigli L. Avaliação in vitro dos efeitos da irradiação laser Nd: YAG de baixa intensidade na reação inflamatória provocada por lipopolissacárido bacteriano aderente a implantes dentários de titânio. J Periodontol 2009: 80: 977-984.

12. Merigo E, Clini F, Fornaini C, Oppici A, Paties C, Zangrandi A, Fontana M, Rocca JP, Meleti M, Manfredi M, Cella L, Vescovi P. Cirurgia assistida por laser com diferentes comprimentos de onda: um estudo preliminar ex vivo sobre aumento térmico e avaliação histológica. Lasers Med Sci 2013: 28: 497-504.

13. Miyazaki A, Yamaguchi T, Nishikata J, Okuda K, Suda S, Orima K, Kobayashi T, Yamazaki K, Yoshikawa E, Yoshie H. Efeitos do tratamento com laser de Nd:YAG e CO2 e da destartarização ultra-sónica nas bolsas periodontais de pacientes com periodontite crónica. J Periodontol 2003: 74: 175180.

14. Aleksic V, Aoki A, Iwasaki K, Takasaki AA, Wang CY, Abiko Y, Ishikawa I, Izumi Y. A irradiação laser Er: YAG de baixo nível aumenta a proliferação de osteoblastos através da ativação de MAPK/ERK. Lasers Med
Sci 2010: 25: 559-569.

15. Wang CY, Tsai SC, Yu MC, Lin YF, Chen CC, Chang PC. A irradiação de diodo emissor de luz promove a cicatrização de feridas no local doador do enxerto gengival livre. J Periodontol 2015: 86: 674-681.

16. Wang CY, Tsai SC, Yu MC, Lin YF, Chen CC, Chang PC. A irradiação de diodo emissor de luz promove a cicatrização de feridas no local doador do enxerto gengival livre. J Periodontol 2015: 86: 674-681.

17. Karokoff BA, Wu YT, Huang YT, Chen CY, Chao CW, Kao CT. Os Efeitos do Díodo Emitido por Luz de Baixa Intensidade nas Células do Ligamento Periodontal Humano e na Linha Celular de Cementoblastos de Rato. Jornal de Ortodontia de Taiwan. 2019;31(2):1.

18. Pershaw W , Etemadi A, Namin ST, Hodjat M, Kosarieh E, Hakimiha N. Assessment of the Photobiomodulation effect of a blue diode laser on the proliferation and migration of cultured human

gingival fibroblast cells: a preliminary in vitro study. Jornal de Lasers em Ciências Médicas. 2020;11(4):491.

19. Vande, Aaditee & Sanyal, Pronob & Nilesh, Kumar. 2022. Eficácia da terapia de fotobiomodulação com laser de baixa intensidade em torno de implantes dentários: Uma revisão sistemática e meta-análise. Problemas dentários e médicos. 59. 10.17219/dmp/143-242.

20. Mester E, Mester AF, Mester A. The biomedical effects of laser application. Lasers Surg Med 1985: 5: 31-39.

21. Lerario F, Roncati M, Gariffo A, Attorresi E, Lucchese A, Galanakis A, Palaia G, Romeo U. Tratamento periodontal não cirúrgico das doenças peri-implantares com a utilização adjuvante do laser de díodo: estudo clínico preliminar. Lasers Med Sci 2015:

22. Taniguchi Y, Aoki A, Mizutani K, Takeuchi Y, Ichinose S, Takasaki AA, Schwarz F, Izumi Y. Parâmetros de irradiação laser Er:YAG óptimos para o desbridamento de superfícies de fixação microestruturadas de implantes dentários de titânio. Lasers Med Sci 2013: 28: 1057-1068.

23. Schwarz F, Aoki A, Sculean A, Becker J. O impacto da aplicação de laser na cicatrização de feridas periodontais e peri-implantares. Periodontol 2000 2009: 51: 79-108.

24. Renvert S, Wikstrom M, Dahlen G, Slots J, Egelberg J. Effect of root debridement on the elimination of Actinobacillus actinomycetem comitans and Bacteroides gingivalis from periodontal pockets. J Clin Periodontol 1990: 17: 345-350.

25. Persson GR, Roos-Jansaker AM, Lindahl C, Renvert S. Resultados

microbiológicos após tratamento não cirúrgico com laser dopado com érbio: ítrio, alumínio e granada ou tratamento ar-abrasivo da peri-implantite: um ensaio clínico aleatório. J Periodontol 2011: 82: 1267-1278.

CAPÍTULO 10: CIRURGIA PIEZOELÉCTRICA PARA CIRURGIA DE IMPLANTES MINIMAMENTE INVASIVA

As principais vantagens desta técnica são os cortes precisos e selectivos, a não ocorrência de danos térmicos e a preservação das estruturas dos tecidos moles. Através da aplicação da cirurgia piezoeléctrica, a preparação do local do implante, o enxerto ósseo, a elevação do fundo do seio, a divisão do rebordo edêntulo ou a lateralização do nervo alveolar inferior são tecnicamente muito viáveis. Esta visão geral clínica apresenta um breve resumo da literatura atual e descreve as vantagens e desvantagens da cirurgia óssea piezoeléctrica em implantologia. Em geral, a cirurgia piezoeléctrica é superior a outros métodos que utilizam instrumentos mecânicos. O manuseamento de tecidos duros e moles delicados ou comprometidos pode ser efectuado com menos riscos para o doente. No que diz respeito aos conceitos cirúrgicos inovadores actuais e futuros, a cirurgia piezoeléctrica oferece uma vasta gama de novas possibilidades para a realização de osteotomias personalizadas e minimamente invasivas .[1]

O termo "piezo" tem origem na palavra grega *piezein,* e significa "apertar com força, espremer". Vercellotti publicou o primeiro estudo clínico humano sobre "cirurgia óssea piezoeléctrica" [2]. Em 2001, foi introduzida a Piezosurgery, uma ferramenta que combina o ultrassom e o efeito piezo .[3]

Princípio de funcionamento ;

A técnica de corte ósseo do dispositivo piezoelétrico funciona graças à utilização de micro-vibrações a uma frequência ultra-sónica específica modulada por ondas sónicas. A frequência sónica e ultra-sónica (25-30 kHz) é produzida por uma onda de choque mecânica que vibra de forma linear. A ponta de corte funciona com uma amplitude de vibração reduzida (horizontal 20-200 μm, vertical 20-60 μm).

Isto permite obter as principais vantagens deste dispositivo, que são o corte preciso e seletivo, a prevenção de danos térmicos e a segurança para o paciente. O corte seletivo é o resultado da amplitude limitada. Com esta amplitude, apenas o tecido mineralizado será cortado, uma vez que os tecidos moles requerem frequências superiores a 50 kHz, pelo que a utilização de instrumentos piezoeléctricos reduzirá o risco de lesões nervosas. A redução do sobreaquecimento é explicada pela geração de um efeito de cavitação na solução de irrigação devido aos micromovimentos mecânicos a uma frequência de aproximadamente 25-30 kHz. Isto também é responsável pela redução da hemorragia, o que significa uma melhor visibilidade cirúrgica e uma maior segurança .[1]

Aspectos biológicos

Com o aumento das tecnologias, a cirurgia menos invasiva é um objetivo importante. A cirurgia piezoeléctrica está a caminhar nesta direção, não só devido à vantagem de um corte personalizado muito preciso, mas também devido a factores associados ao processo de cicatrização. A redução da perda de sangue melhora as condições de cicatrização e a irrigação constante ajuda a reduzir os danos térmicos, reduzindo assim o risco de necrose óssea. O sobreaquecimento durante a preparação do local do implante afecta negativamente o processo de osseointegração, bem como o resultado final das reabilitações com implantes. Pontas diferentes geram temperaturas diferentes, sendo que as pontas lisas geram a temperatura mais baixa. Existem outros factores que também influenciam o aumento da temperatura, tais como a forma como o corte é efectuado e as caraterísticas particulares do próprio osso [4].

Heinemann et al, em 2017, compararam diferentes dispositivos sónicos e ultrassónicos com brocas rotativas em partes de mandíbulas de suínos. Neste estudo, a piezocirurgia mostrou o maior aumento de temperatura, mas, como nos outros dispositivos, os osteócitos e o osso trabecular pareciam estar intactos. 15 Além disso, o corte ósseo piezoelétrico não influencia a remodelação óssea ou a viabilidade celular .[5]

Chiriac et al, em 2019, mostraram que as lascas de osso colhidas por cirurgia piezoeléctrica, bem como as lascas de osso colhidas com uma broca rotativa convencional, continham células vitais que se diferenciariam em osteoblastos in vitro.17 von See et al mostraram que, se o osso fosse colhido com um raspador ou um dispositivo piezoelétrico, a contagem de células continha mais células semelhantes a osteoblastos nas amostras colhidas .[6]

Esteves et al, em 2020, debruçaram-se sobre a dinâmica da cicatrização óssea. Compararam as diferenças das osteotomias realizadas com piezocirurgia ou com broca convencional no que respeita à "análise histo-morfométrica, imunohistoquímica e molecular". Mostraram que, histológica e histomorfometricamente, a cicatrização óssea não apresentava diferenças entre os dois grupos, à exceção de uma quantidade ligeiramente superior de osso recém-formado observada 30 dias após a utilização do dispositivo de piezocirurgia .[7]

Ma et al, em 2020, comparando a cicatrização óssea após osteotomias efectuadas com piezocirurgia ou com uma serra oscilatória em coelhos, não encontraram diferenças significativas no que diz respeito à histomorfometria, mas verificaram uma formação óssea ligeiramente superior .[8]

Stoetzer et al, em 2021, publicaram um exemplo que demonstra que a utilização da tecnologia piezoeléctrica provoca menos danos nos tecidos moles para a preparação subperiosteal. Realizaram um estudo animal em ratos no que diz respeito à microcirculação após a preparação subperiosteal, que levou à perturbação da microcirculação periosteal local, com um dispositivo piezoelétrico ou um elevador periosteal. Foram encontrados níveis mais elevados de perfusão periosteal no grupo de piezocirurgia, pelo que este grupo demonstrou uma melhor microcirculação periosteal. Este facto pode ser um incentivo ao aumento do metabolismo ósseo .[9]

Diferentes aplicações em implantologia

1. <u>Preparação do local do implante</u>

Os diferentes aspectos do dispositivo piezoelétrico foram mencionados anteriormente. A sua utilização em implantologia será descrita em pormenor nas secções seguintes. Os pacientes edêntulos beneficiarão de implantes, e estes implantes têm resultados apreciáveis. O dispositivo piezoelétrico pode ser utilizado para diferentes aplicações clínicas em implantologia. Em condições ósseas saudáveis, pode ser utilizado para a preparação do local do implante. Através da utilização de uma ponta especial, que permite a perfuração de um orifício preciso para o implante, os danos térmicos e mecânicos no osso serão reduzidos [10-12].

Em 2007, Preti et al avaliaram a diferença entre a utilização de piezocirurgia e uma broca convencional no que diz respeito à neo-osteogénese e à reação inflamatória após a preparação do local do implante, tendo descoberto que era visível mais osso recém-formado com uma maior quantidade de osteoblastos no local do implante piezoelétrico durante a fase inicial (7-14 dias). Investigaram em pormenor os seguintes factores: BMP-4, TGF-β2, TNFα, IL-1β e IL-10. Durante este período inicial, a BMP-4, o TGF-β2 e a IL-10 estavam aumentados no grupo piezoelétrico, enquanto a IL-1β e o TNFα não estavam. Em conclusão, o dispositivo piezoelétrico estimulou a osteogénese peri-implantar, e uma redução das citocinas pró-inflamatórias [13].

Stübinger et al. relataram resultados semelhantes para a preparação do local do implante. O seu modelo pélvico de carneiro revelou bons resultados biológicos e biomecânicos [14].

da Silva Neto et al realizaram um estudo prospetivo com 30 pacientes (áreas edêntulas bilaterais na região dos pré-molares maxilares) que receberam implantes dentários utilizando perfuração convencional ou pontas piezoeléctricas [15].

A análise de frequência de ressonância foi utilizada para avaliar o quociente de estabilidade de implantes em locais preparados por perfuração convencional ou por pontas piezoeléctricas, mostrando aumentos significativos nos valores do quociente para o grupo de piezocirurgia. Assim, a estabilidade dos implantes colocados pelo método piezoelétrico foi superior à dos implantes colocados pela técnica convencional.

Se o local do dador não for adequado, são possíveis diferentes alternativas, dependendo da localização e da quantidade de deficiência óssea. No maxilar superior, a utilização do dispositivo piezoelétrico para a elevação do pavimento sinusal é um exemplo perfeito .[1]

2. Elevação do pavimento sinusal

Em pacientes edêntulos com volume ósseo insuficiente e, por conseguinte, altura reduzida da crista alveolar, a elevação do pavimento sinusal é frequentemente a solução mais adequada para preparar um local dador suficiente para a inserção do implante[1] .

O procedimento cirúrgico inclui a remoção de uma janela óssea da parede anterior do seio maxilar. Um dispositivo de corte preciso que não perfure a membrana Schneideriana é preferível aos métodos convencionais. A perfuração da membrana Schneideriana pode ocorrer durante a remoção da janela óssea e durante a própria elevação. Se ocorrer uma perfuração e o enxerto ósseo for concluído, existe o risco de uma complicação inflamatória, que pode exigir outros procedimentos cirúrgicos, incluindo a revisão do seio maxilar.

Al-Dajani descobriu que uma perfuração da membrana

Schneideriana duplica o risco de incidência de sinusite ou infeção. Portanto, é de grande importância que qualquer perfuração seja evitada[16] . Seoane et al mostraram que a utilização do dispositivo piezoelétrico reduz a frequência de perfuração da membrana entre cirurgiões com experiência limitada. Dicas específicas podem mesmo diminuir o risco de perfurações acidentais ou iatrogénicas .[17]

Vercellotti et al publicaram um protocolo cirúrgico utilizando a cirurgia piezoeléctrica, mostrando uma clara redução (5%) da perfuração da membrana. Em comparação, a prevalência com instrumentação rotativa varia entre 5% e 56%[1] 8.

Outra vantagem clara é o corte fino do dispositivo piezoelétrico. Sohn et al mostraram que a substituição da janela lateral óssea no defeito anterior é possível quando se utiliza o dispositivo piezoelétrico.

Existem mais artigos publicados sobre a utilização do dispositivo piezoelétrico para o aumento do seio maxilar pela janela lateral. Embora a janela lateral seja provavelmente o método mais utilizado, foram descritas outras técnicas, incluindo a abordagem a partir da crista e do lado palatino.

A cirurgia piezoeléctrica tem sido amplamente aprovada para a avaliação do levantamento do seio maxilar; no entanto, muitas pessoas são da opinião de que não apresenta um benefício claro. Além disso, outra vantagem marcante da cirurgia piezoeléctrica é a sua utilização durante a mesma sessão cirúrgica para a colheita de osso. Stacchi et al publicaram um método de raspagem e tração, no qual as lascas de osso obtidas podem ser utilizadas para o aumento, ou podem ser misturadas com vários materiais não-autólogos e colocadas no seio. A utilização bem sucedida do dispositivo piezoelétrico para enxerto sinusal foi publicada anteriormente .[19,20]

3. Enxerto ósseo

Os implantes dentários só são possíveis se existir um volume ósseo residual suficiente. Foram publicadas diferentes técnicas de aumento do rebordo, que provaram ser muito suficientes. Os enxertos de osso autógeno do queixo ou do ramo são as escolhas mais comuns se for necessária apenas uma quantidade limitada de osso. Para volumes ósseos maiores, devem ser considerados outros locais doadores, como a crista ilíaca. Os enxertos ósseos da região do maxilar apresentam boas propriedades osteogénicas, pouca reabsorção e, por conseguinte, condições estáveis .[21]

Mouraret et al compararam o dispositivo piezoelétrico com uma broca convencional num modelo de rato in vivo. As osteotomias realizadas com o dispositivo piezoelétrico revelaram uma maior viabilidade dos osteócitos e uma redução da morte celular. Com o dispositivo piezoelétrico, os enxertos ósseos apresentaram maior viabilidade celular a curto prazo e mostraram uma deposição ligeiramente maior de osso novo e remodelação óssea .[22]

Miron et al verificaram, num modelo de enxerto ósseo porcino, que "a viabilidade celular e a libertação de moléculas que afectam a formação óssea eram mais elevadas em amostras colhidas por moinho de osso e raspador de osso quando comparadas com amostras preparadas por perfuração óssea e piezocirurgia"[23] .

Através da utilização do dispositivo piezoelétrico, é facilmente possível cortar o enxerto com precisão. A piezocirurgia requer muito menos pressão manual do que os instrumentos rotativos tradicionais. A forma do enxerto pode ser removida com precisão do local doador, e a morbidade do local doador pode ser mantida o mais baixo possível. divisão da crista dentária

Se a largura do rebordo alveolar for insuficiente, pode ser aplicada a técnica de divisão de rebordos edêntulos. Para este procedimento, a placa lingual é separada da placa vestibular do rebordo edêntulo. Uma vez que estão disponíveis pontas macias, o procedimento é muito seguro quando se utiliza o dispositivo piezoelétrico, mesmo que o nervo alveolar inferior seja acidentalmente tocado. No espaço disponível, o implante é inserido. Se necessário, pode também ser inserido material aloplástico. Uma das maiores vantagens da divisão do rebordo edêntulo é evitar a morbilidade do local doador, uma vez que não é necessário enxerto. Amato et al. revelaram que a maxila permite uma osteotomia eficaz e rápida com expansão atraumática do rebordo .[24]

A divisão do rebordo da mandíbula pode levantar complicações devido ao nervo alveolar inferior, particularmente se uma quantidade significativa de osso for perdida. Além disso, o risco de fratura dos segmentos ósseos na cortical da mandíbula é um problema. A separação da crista edêntula é possível com instrumentos convencionais, mas o dispositivo piezoelétrico mostrou uma dimensão diferente. A separação do osso com o dispositivo piezoelétrico é possível mesmo em situações ósseas difíceis, devido à sua exatidão e bem definida .[25]

Lateralização do nervo alveolar inferior

Manter o nervo alveolar inferior intacto é essencial para a qualidade de vida do paciente. A localização do nervo alveolar inferior pode variar distintamente na mandíbula edêntula. A localização na camada horizontal parece ser bastante estável. Num estudo realizado em cadáveres por Gowgiel, "a distância entre o bordo lateral do feixe neurovascular e a superfície externa da placa vestibular era normalmente de meio centímetro nas regiões molar e pré-molar"[26] .

Hur et al. conseguiram encontrar os padrões mais comuns de inervação nervo-fascículo dos dentes mandibulares, embora o tenham feito apenas como uma classificação grosseira baseada em 30 hemifaces de cadáveres. Com o seu estudo anatómico, foi possível detetar vagamente a região onde ocorreu a lesão. Particularmente em regiões com uma visão limitada, é essencial realizar as osteotomias com uma ferramenta que reduza o risco de danos nos nervos. Isto é possível com o dispositivo piezoelétrico, porque a forma da ponta, o controlo cirúrgico e o efeito de cavitação apoiam o cirurgião em intervenções próximas do nervo alveolar inferior. Isto permite a remoção de dentes do siso profundamente impactados, que muitas vezes estão localizados perto do nervo alveolar inferior, bem como a lateralização do nervo alveolar inferior. Este procedimento é uma alternativa à técnica de aumento se os implantes forem planeados num maxilar edêntulo. Para tal, é desejável um acesso livre e desimpedido ao nervo. Isto pode ser conseguido através da realização de cortes com o dispositivo piezoelétrico, de modo a que a tampa óssea lateral cortical seja substituível sobre o feixe neurovascular[27] . Este procedimento protege a estrutura nervosa após a retração e a transposição do nervo. Em situações em que o contacto com o nervo não pode ser evitado, Salami et al. referiram que os efeitos secundários negativos são muito maiores se um instrumento rotativo entrar em contacto com o nervo .[28]

Outra vantagem do dispositivo piezoelétrico é que os doentes sentem menos stress e medo porque produz menos ruído. As microvibrações do dispositivo piezoelétrico, em comparação com uma broca convencional, parecem ser menos stressantes para o doente[30] . A única desvantagem conhecida de que temos conhecimento é o tempo de funcionamento ligeiramente mais longo, mas este pode ser aceite tendo em conta todas as vantagens .[29]

Aplicações clínicas

O dispositivo piezoelétrico é amplamente utilizado em todas as áreas da medicina dentária. No campo do tratamento ortodôntico, há relatos publicados sobre o tracionamento ortodôntico de terceiros molares inferiores, fechamento ortodôntico de espaços edêntulos e "micro-incisões corticais cirúrgicas". A técnica de piezocirurgia também pode ser combinada com a assistência endoscópica para a realização de corticotomias. A utilização da piezocirurgia e da endoscopia também é descrita para outros cenários, como quando é necessário remover fragmentos de raízes deslocadas do seio maxilar. Outras indicações no domínio da cirurgia oral são a utilização do dispositivo piezocirúrgico para a remoção do terceiro molar e, adicionalmente, também para a remoção de um osteoma associado a um terceiro molar, ou germectomia do terceiro molar inferior .[30-35]

Existem muitas outras indicações para a utilização do dispositivo piezoelétrico em cirurgia maxilofacial. Um número crescente de estudos mostra a utilização do dispositivo piezoelétrico na cirurgia ortognática, e até foram publicados estudos sobre a utilização da cirurgia piezoeléctrica assistida por computador para osteotomias. A vantagem do corte de alta precisão e a redução do risco de lesões nervosas são argumentos muito convincentes para a utilização do dispositivo piezoelétrico. A utilização do dispositivo para a hiperplasia condilar unilateral também pode ser mais segura e menos invasiva quando é efectuada uma condilectomia alta. Outro campo em que o dispositivo piezocirúrgico é atualmente aplicado é a colheita de retalhos ósseos livres microvasculares .[36-38]

REFERÊNCIAS

1. Stübinger S, Stricker A, Berg BI. Piezocirurgia em implantologia dentária. Medicina dentária clínica, cosmética e de investigação. 2015 Nov 11:115-24.

2. The Free Dictionary [homepage on the Internet]. Disponível em: http://www.thefreedictionary.com. Acedido em 15 de julho de 2015.

3. Sociedade Americana de Física. Este mês na história da física: março de 1880 - os irmãos Curie descobrem a piezoeletricidade. 2014.

4. Catuna MC. Energia sónica: uma possível aplicação dentária, Relatório preliminar de um método de corte por ultra-sons. Ann Dent. 1953;12:100-101.

5. Heinemann F, Hasan I, Kunert-Keil C, et al. Investigações experimentais e histológicas do osso utilizando duas técnicas diferentes de osteotomia oscilante em comparação com a osteotomia rotativa convencional. Ann Anat. 2012;194:165-170.

6. Chiriac G, Herten M, Schwarz F, Rothamel D, Becker J. Lascas de osso autógeno: influência de um novo dispositivo piezoelétrico (Piezosurgery) na morfologia das lascas, viabilidade e diferenciação celular. J Clin Periodontol. 2005;32:994-999.

7. Esteves JC, Marcantonio E Jr, de Souza Faloni AP, et al. Dinâmica da consolidação óssea após osteotomia com piezocirurgia ou perfuração convencional - análise histomorfométrica, imunohistoquímica e molecular. J Transl Med. 2013;11:221.

8. Ma L, Stübinger S, Liu XL, Schneider UA, Lang NP. Cicatrização

de locais de osteotomia aplicando piezocirurgia ou duas lâminas de serra convencionais: um estudo piloto em coelhos. Int Orthop. 2013;37:1597-1603.

9. Stoetzer M, Felgentrager D, Kampmann A, et al. Efeitos de um novo dispositivo piezoelétrico na microcirculação periosteal após preparação subperiosteal. Microvasc Res. 2014;94:114-118.

10. Adell R, Eriksson B, Lekholm U, Brânemark PI, Jemt T. Estudo de acompanhamento a longo prazo de implantes osseointegrados no tratamento de maxilares totalmente desdentados. Int J Oral Maxillofac Implants. 1990;5:347-359.

11. Blanes RJ, Bernard JP, Blanes ZM, Belser UC. Um estudo prospetivo de 10 anos de implantes dentários ITI colocados na região posterior. I: Resultados clínicos e radiográficos. Clin Oral Implants Res. 2007;18:699-706.

12. Vercellotti T, Stacchi C, Russo C, et al. Preparação ultra-sónica do local do implante utilizando piezocirurgia: um estudo de série de casos multicêntrico que analisa 3.579 implantes com um seguimento de 1 a 3 anos. Int J Periodontics Restorative Dent. 2014;34:11-18.

13. Preti G, Martinasso G, Peirone B, et al. Citocinas e factores de crescimento envolvidos na osseointegração de implantes orais de titânio posicionados com cirurgia óssea piezoeléctrica versus uma técnica de perfuração: um estudo piloto em minipigs. J Periodontol. 2007;78:716-722.

1 4.Stübinger S, Biermeier K, Bachi B, Ferguson SJ, Sader R, von Rechenberg B. Comparação do laser Er: YAG, piezoelétrico e

osteotomia com broca para a preparação do local do implante dentário: uma análise biomecânica e histológica em ovinos. Lasers Surg Med. 2010;42:652-661.

15. da Silva Neto UT, Joly JC, Gehrke SA. Análise clínica da estabilidade de implantes dentários após preparação do local por perfuração convencional ou piezocirurgia. Br J Oral Maxillofac Surg. 2014;52:149-153.

16. Al-Dajani M. Tendências recentes na cirurgia de elevação do seio maxilar e suas implicações clínicas. Clin Implant Dent Relat Res. Epub 2014 Oct 2.

1 7. Seoane J, López-Niño J, García-Caballero L, Seoane-Romero JM, Tomás I, Varela-Centelles P. Perfuração da membrana na elevação do pavimento sinusal - dispositivo piezoelétrico versus instrumentos rotativos convencionais para osteotomia: um estudo experimental. Clin Implant Dent Relat Res. 2013;15:867-873.

18. Vercellotti T, De Paoli S, Nevins M. A osteotomia piezoeléctrica da janela óssea e a elevação da membrana sinusal: introdução de uma nova técnica para a simplificação do procedimento de aumento do seio maxilar. Int J Periodontics Restorative Dent. 2001;21:561-567.

19. van den Bergh JP, ten Bruggenkate CM, Krekeler G, Tuinzing DB. Elevação do pavimento sinusal e enxerto com osso autógeno da crista ilíaca. Clin Oral Implants Res. 1998;9:429-435.

2 0. Sohn DS, Moon JW, Lee HW, Choi BJ, Shin IH. Comparação de dois insertos de corte piezoeléctricos para osteotomia da janela óssea lateral: um estudo retrospetivo de 127 locais consecutivos. Int J Oral Maxillofac Implants. 2010;25:571-576.

21. Cortes AR, Cortes DN, Arita ES. Eficácia da cirurgia piezoeléctrica na preparação da janela lateral para aumento do seio maxilar em pacientes com variações anatómicas do seio: uma série de casos. Int J Oral Maxillofac Implants. 2012;27:1211-1215.

22. Mouraret S, Houschyar KS, Hunter DJ, et al. Viabilidade celular após osteotomia e colheita de osso: comparação entre cirurgia piezoeléctrica e broca convencional. Int J Oral Maxillofac Surg. 2014;43:966-971.

23. Miron RJ, Gruber R, Hedbom E, et al. Impacto das técnicas de colheita de osso na viabilidade celular e na libertação de factores de crescimento de autoenxertos. Clin Implant Dent Relat Res. 2013;15:481-489.

24. Ramesh SB. Osteotomia piezocirúrgica para colheita de enxerto ósseo em bloco intra-oral. J Pharm Bioallied Sci. 2012;4 Suppl 2:165-168.

25. Altiparmak N, Soydan SS, Uckan S. O efeito das técnicas de colheita de osso da cirurgia convencional e da cirurgia piezoeléctrica na morbilidade do local doador do ramo mandibular e da sínfise. Int J Oral Maxillofac Surg. 2015;44:1131-1137.

26. Gowgiel JM. A posição e o curso do canal mandibular. J Oral Implantol. 1992;18:383-385.

27. Hur MS, Kim HC, Won SY, et al. Topografia e disposição espacial fascicular do nervo alveolar inferior humano. Clin Implant Dent Relat Res. 2013;15:88-95.

2 8. Salami A, Dellepiane M, Mora R. Uma nova abordagem à descompressão do nervo facial: utilização de piezocirurgia. Ata

Otolaryngol. 2008;128: 530533.

29. Bovi M. Mobilização do nervo alveolar inferior com inserção simultânea de implantes: uma nova técnica. Relato de caso. *Int J Periodontics Restorative Dent.* 2005;25:375-383.

30. Metzger MC, Bormann KH, Schoen R, Gellrich NC, Schmelzeisen R.Transposição do nervo alveolar inferior - uma comparação in vitro entre a piezocirurgia e a utilização de brocas convencionais. J Oral Implantol. 2006;32: 1925.

31. Iacoangeli M, Di Rienzo A, Nocchi N, et al. Piezocirurgia como um complemento técnico adicional na abordagem de buraco de fechadura supraorbital minimamente invasiva e orbitotomia lateral. J Neurol Surg A Cent Eur Neurosurg. 2015;76: 112-118.

32. Heredero Jung S, Dean Ferrer A, Solivera Vela J, Alamillos Granados F.Ressecção e reconstrução de meningioma esfeno-orbitário: o papel da piezocirurgia e da malha de titânio pré-moldada. Craniomaxilofac Trauma Reconstr. 2011;4:193-200. Ozer M, Akdeniz BS, Sumer M. Fechamento de espaço ortodôntico assistido por expansão do rebordo alveolar na região posterior da mandíbula. Korean J Orthod. 2013;43:302-310.

33. Cassetta M, Pandolfi S, Giansanti M. Corticotomia minimamente invasiva em ortodontia: uma nova técnica usando um modelo cirúrgico CAD/CAM. Int J Oral Maxillofac Surg. 2015;44:830-833.

34. Hernández-Alfaro F, Guijarro-Martínez R. Abordagem em túnel assistida por endoscopia para corticotomias minimamente invasivas: um estudo preliminar
relatório. J Periodontol. 2012;83:574-580.

35. Hu YK, Yang C, Zhou Xu G, Wang Y, Abdelrehem A. Recuperação de fragmento de raiz no seio maxilar através da parede anterolateral do seio para preservar o osso alveolar. J Craniofac Surg. 2015;26:81-84.

36. Mantovani E, Arduino PG, Schierano G, et al. Um ensaio clínico aleatório de boca dividida para avaliar o desempenho da piezocirurgia em comparação com a técnica tradicional na remoção do dente do siso inferior. J Oral Maxillofac Surg. 2014;72:1890-1897.

37. Mozzati M, Gallesio G, Russo A, Staiti G, Mortellaro C. Extração do terceiro molar com cirurgia óssea por ultrassom: um estudo de caso-controle.J Craniofac Surg. 2014;25:856-859.

38. Pippi R, Alvaro R. Piezocirurgia para a técnica de divisão lingual na remoção de terceiros molares inferiores: uma sugestão. J Craniofac Surg. 2013;24:531-533.

CAPÍTULO 11 : CIRURGIA PERIODONTAL MINIMAMENTE INVASIVA ASSISTIDA POR VIDEOSCÓPIO PARA REGENERAÇÃO ÓSSEA (VMIS) EM CIRURGIA DE IMPLANTES DENTÁRIOS :

A cirurgia minimamente invasiva assistida por videoscópio (VMIS) é uma técnica cirúrgica que utiliza os benefícios do videoscópio para o tratamento de defeitos periodontais e periimplantares. A abordagem VMIS baseia-se em vários elementos essenciais:

- Utilização de apenas um pequeno acesso ao retalho, normalmente lingual.
- Utilização de incisões de espessura dividida para uma preservação máxima do fornecimento de sangue.
- Evita a utilização de um elevador periosteal, de modo a preservar a maior parte do fornecimento de sangue do periósteo ao osso e aos tecidos moles.
- Manter a papila bucal e a gengiva facial estética intactas e não afectadas sempre que possível.
- Utilização de técnicas de sutura simples que evitam a porção coronal fina da papila .[1]

Após a introdução de técnicas cirúrgicas minimamente invasivas para o tratamento de defeitos periodontais, foi essencial um novo método de visualização para permitir a utilização de incisões mais pequenas e uma abordagem cirúrgica de acesso lingual. Foi desenvolvido um videoscópio para utilização em cirurgia minimamente

222

invasiva que facilita a visualização do defeito periodontal e permite o acesso ao defeito a partir do aspeto lingual. A técnica cirúrgica minimamente invasiva desenvolvida para utilizar os benefícios do videoscópio é conhecida como cirurgia minimamente invasiva assistida por videoscópio (VMIS) .[2]

Um protótipo de videoscópio foi desenvolvido e descrito pela primeira vez em 2013, com base em subsídios dos Institutos Nacionais de Saúde dos EUA (Bethesda, MD, EUA). O videoscópio atualmente disponível no mercado é suficientemente pequeno para ser colocado em incisões minimamente invasivas e utiliza um fluxo constante de ar de baixa pressão para manter a ótica limpa .[2]

Os requisitos ideais de um videoscópio na cirurgia minimamente invasiva periodontal são

- Deve produzir uma imagem exacta, a cores reais e sem distorções do local da cirurgia
- Deve permitir um acesso fácil ao defeito através de uma abordagem lingual
- Deve ser suficientemente pequeno para permitir a visualização clara do defeito através de uma pequena incisão
- Deve incorporar tecnologia que evite a sujidade da lente com humidade, sangue ou resíduos cirúrgicos[1,2]

Indicações

- Perda óssea periodontal à volta dos dentes naturais.

- Lesões isoladas com perda óssea que persistem apesar do tratamento periodontal não cirúrgico.

- Tratamento regenerativo da perda óssea peri-implantar .[5]

MateriaisZinstrumentos

- videoscópio

- Faca Orban modificada

- Fixação ajustável do retractor de tecidos moles para o videoscópio

- mini curetas

- EDTA

- Pellets de algodão

- Derivado da matriz do esmalte (EMD) ou outros estimuladores de crescimento, como a proteína morfogénica óssea (BMP)

- Aloenxerto ósseo desmineralizado liofilizado (DFDBA) ou outros materiais de enxerto ósseo adequados

- Gaze esterilizada

- Solução salina estéril

- Antibióticos de largo espetro

- Colutório de clorexidina

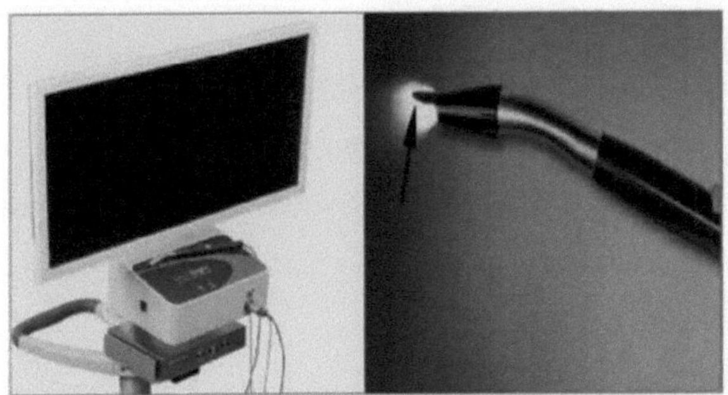

Figura 1: O videoscópio MicrSight™ utilizado para o VMIS[1]

Abordagem VMIS para perda óssea peri-implantar

A abordagem VMIS pode ser utilizada no tratamento regenerativo da perda óssea peri-implantar. A perda óssea dos implantes dentários está associada à placa bacteriana que causa a perda óssea periodontal à volta dos dentes naturais. A perda óssea peri-implantar também pode ocorrer devido a uma reação de corpo estranho às partículas de titânio e cimento. A modificação do procedimento VMIS para o tratamento de implantes centra-se na remoção do tecido que contém partículas estranhas incorporadas como componente da cirurgia regenerativa à volta dos implantes .[1,2,4]

Os passos básicos efectuados no sistema VMIS para o tratamento de defeitos periodontais à volta dos dentes naturais são também seguidos na modificação do sistema VMIS para o tratamento da perda óssea peri-implantar :[1]

- As incisões sulculares são colocadas nas regiões de perda óssea que rodeiam o implante
- As incisões de espessura dividida são feitas e estendidas para os

ângulos de linha dos dentes adjacentes

- É removida uma secção fina de tecido gengival adjacente ao implante danificado. Este pedaço de tecido assemelha-se a um pequeno enxerto de tecido conjuntivo e contém quaisquer partículas de cimento ou titânio que contribuam para a doença peri-implantar.

- O implante é avaliado quanto à presença de excesso de cimento após a colocação do videoscópio

- O tecido de granulação é removido do defeito ósseo

- Para uma retenção máxima da frágil camada de óxido de titânio no implante, que é essencial para a osseointegração, é essencial evitar qualquer contacto entre um instrumento e a superfície do implante. Evita-se a utilização de instrumentos e de produtos químicos de descontaminação agressivos na superfície do implante. As soluções de descontaminação ácidas, como o peróxido de hidrogénio, o ácido cítrico ou a solução de tetraciclina, são evitadas, uma vez que provocam a corrosão da superfície do implante.

- É utilizada uma tira de gaze embebida em soro fisiológico para desinfetar suavemente a superfície do implante.

- Após a remoção do tecido de granulação e a desinfeção do implante, um material de enxerto ósseo, como osso humano desmineralizado liofilizado, é misturado com EMD[5] e colocado no defeito ósseo.

- O fecho primário das incisões é efectuado com suturas de

colchoeiro verticais.

Complicações

- A ligação das incisões da forma tradicional utilizada na cirurgia periodontal óssea resultará na perda de altura da papila. Devem ser efectuadas três incisões separadas: uma em cada sulco e uma ligando as incisões sulculares na base da papila lingual.
- Deixar micro-ilhas de cálculo terá um impacto negativo na regeneração periodontal.
- A colocação da sutura na porção coronal fina da "ponta" da papila adjacente ao local da incisão está associada à recessão pós-operatória.
- No tratamento de implantes, devem ser evitados "desinfectantes" agressivos, uma vez que provocam a corrosão da superfície de titânio e resultam na queda de partículas de titânio.
- Deve ser removida uma fina porção de tecido gengival junto à porção do implante exposta pela perda óssea peri-implantar para remover partículas microscópicas de cimento ou titânio. Se estas não forem removidas, a doença peri-implantar não será resolvida.[3]

Encerramento primário do local da cirurgia

Uma sutura vertical simples de diâmetro moderado (4-0 ou 5-0) é utilizada para fechar o local da cirurgia. A localização desta sutura é um fator crítico para o êxito do resultado da VMIS. A sutura vertical em colchão é colocada apenas na base mais espessa da papila incisada.

Isto estabiliza a fap e permite o fecho passivo da incisão apenas com pressão. Utiliza-se uma gaze embebida em soro fisiológico para fechar a incisão com pressão. As suturas não são colocadas na porção coronal fina da papila. A recessão pós-operatória é minimizada seguindo esta técnica de sutura .[3]

Instruções pós-operatórias

São dadas ao doente instruções pós-cirúrgicas de rotina. São normalmente prescritos antibióticos de largo espetro compatíveis com o historial médico do doente. O doente é aconselhado a evitar a higiene oral mecânica durante 1 semana e é instruído a utilizar um elixir bucal de clorexidina durante este período. Após 7-10 dias de pós-operatório, altura em que a cicatrização inicial está completa, o doente é aconselhado a reiniciar a higiene oral mecânica suave. A maioria dos pacientes não refere qualquer dor após o procedimento VMIS .[3,6]

REFERÊNCIA

1. Harrel S. Cirurgia minimamente invasiva assistida por videoscópio (VMIS) para regeneração óssea. Avanços em Cirurgia Periodontal: Um Guia Clínico de Técnicas e Abordagens Interdisciplinares. 2020:87-99

2. Harrel SK. Uma abordagem cirúrgica minimamente invasiva para a regeneração periodontal: técnica cirúrgica e observações. Journal of Periodontology. 1999 Dec;70(12):1547-57.

3. Harrel SK, Wright JM. Tratamento da destruição periodontal associada a uma laceração cementária utilizando cirurgia minimamente invasiva. Jornal de Periodontologia. 2000 Nov;71(11): 1761-6.

4. Cortellini P, Tonetti MS. Uma técnica cirúrgica minimamente invasiva com um derivado da matriz de esmalte no tratamento regenerativo de defeitos intra-ósseos: Uma nova abordagem para limitar a morbilidade. Journal of clinical periodontology. 2007 Jan;34(1):87-93.

5. Harrel SK, Wilson TG Jr, Rivera-Hidalgo F (2013) Um videoscópio para utilização em cirurgia periodontal minimamente invasiva. J Clin Periodontol 40:868-874

6. Wilson TG Jr (2019) Uma nova abordagem minimamente invasiva para o tratamento da peri-implantite. Clin Adv Periodontol 9:59-63

CAPÍTULO 12 : ROBÓTICA EM IMPLANTOLOGIA DENTÁRIA

A cirurgia robótica está em constante evolução e as suas aplicações estão a expandir-se continuamente para a colocação de implantes dentários. Nos Estados Unidos, o primeiro sistema robótico de cirurgia dentária, o Yomi (Neocis Inc, Miami, FL, EUA), foi aprovado pela FDA para procedimentos de implantes dentários em 2017. Este primeiro sistema fornece software para planeamento e orientação de navegação para instrumentação durante a cirurgia de implantes. O sistema também fornece feedback háptico e controla a posição, a profundidade e a angulação da osteotomia do implante. No entanto, o custo-benefício e a relação custo-eficácia da cirurgia robótica em implantologia dentária são significativos e aguardam validação .[1]

De acordo com a Organização Internacional de Normalização (ISO), um robô é um manipulador multifuncional automático, programável e controlado por posição, com vários eixos. Pode processar vários materiais, peças, ferramentas e dispositivos especiais através de automação programável para realizar as tarefas pretendidas .[2]

A estrutura de um robô é normalmente composta por quatro partes: o sistema de acionamento, o sistema de transmissão, o sistema de controlo e o sistema inteligente. O sistema de acionamento é a parte do robô que executa diretamente o trabalho, semelhante a uma mão humana. O sistema de transmissão transmite força e movimento ao atuador através de uma fonte de energia. O sistema de controlo inclui um computador de controlo, software de controlo e servo controladores, semelhante a um cérebro humano. O sistema inteligente inclui normalmente um sistema de perceção e um sistema inteligente de tomada de decisões analíticas .[3]

Classificação da robótica

A Federação Internacional de Robótica (IFR) classifica a robótica em duas categorias distintas: robótica industrial e robótica de serviço, de acordo com a norma internacional ISO 8373:2012. Os robôs industriais são manipuladores polivalentes com controlo automático e programável, que podem operar com mobilidade fixa ou autónoma e são utilizados principalmente na produção industrial. A robótica de serviço é um mecanismo de condução que pode realizar tarefas úteis, mas não inclui aplicações de automação industrial. O IFR classificou a robótica de serviço em diferentes segmentos para satisfazer os diversos requisitos de várias indústrias .[4]

Company	System	Specialization
Neocis Inc.	Yomi	Dental implantation
Yakebo Technology Co.	Yekebot	Dental implantation
CMR Surgical	Versius	Minimally invasive procedures

Figura 1: Robótica cirúrgica comercial representativa utilizada em impantologia dentária[4]

Modelo cirúrgico fabricado assistido por robô

A utilização de um modelo de guia cirúrgico é considerada uma estratégia fiável para auxiliar no diagnóstico e facilitar a posição correta da colocação do implante de acordo com o desenho da prótese. No entanto, o erro dos modelos cirúrgicos, tais como modelos formados a vácuo, guias cirúrgicos baseados em moldes e guias estáticos gerados por tomografia computorizada (TC), depende do método de fabrico e do design. Para minimizar o erro, a investigação tem-se centrado na avaliação da precisão técnica do fabrico de guias estáticos assistidos por robôs .[4]

Julien Dutreuil e colegas, em 2001, descreveram uma experiência robótica precisa para preparar um local de osteotomia num modelo de mandíbula edêntula, utilizando um guia cirúrgico e um dispositivo virtual. O robô proporcionou uma precisão de translação de mais ou menos 0,04 mm e uma precisão de rotação de mais ou menos 0,15 mm com 5 graus de liberdade (DOF), e foi utilizado para perfurar uma tala de mandíbula de acordo com a localização virtual do implante após o registo entre o robô e o software capaz de interpretar esferas radiopacas .[5]

Fortin, em 2002, numa série experimental, avaliou um método de transferência de dados de imagem para um sistema semi-ativo guiado por imagem para fabricar um modelo. Além disso, foi desenvolvido um robot 4DOF para verificar o erro de perfuração que resultou numa translação máxima de apenas 0,2 mm com 1,1_ de rotação .[6]

Chiarelli e colegas, em 2018, também avaliaram a precisão dos modelos cirúrgicos baseados em dados de imagem com uma transferência radiológica não invasiva de stent. Ao realizar um procedimento cirúrgico por robô, a precisão alcançada foi adequada para as necessidades clínicas (erro de posição médio de 0,283 mm _ 0,073 mm e erro de orientação médio de 1,798 0,496_),
que é melhor do que os stents baseados em estereolitografia. O fabrico de modelos cirúrgicos assistido por robô pode orientar totalmente a trajetória do implante, ser menos dispendioso e ser minimamente invasivo. Além disso, com guias cirúrgicos de suporte de tecidos menos precisos habitualmente utilizados, há uma grande necessidade de reduzir o erro humano na prática clínica .[7]

IMPLANTOLOGIA DENTÁRIA ASSISTIDA POR ROBOT

A precisão da colocação do implante é um dos factores mais importantes que influenciam o resultado da terapia com implantes e a reabilitação associada. Os sistemas de navegação cirúrgica e a orientação por gabarito satisfazem as exigências de elevada precisão na colocação e posicionamento dos implantes. Os cirurgiões têm tentado utilizar esta técnica para reduzir os erros de posicionamento dos implantes.

No entanto, a posição física de um cirurgião é frequentemente condicionada devido à limitação da abertura da boca do paciente e à localização dos dentes em falta. Por este motivo, o desempenho do

233

cirurgião pode ser afetado pela resistência e fadiga, e a possibilidade de erro humano não pode ser eliminada. Por conseguinte, a cirurgia robótica tem a vantagem de uma precisão sustentada, maior estabilidade, maior eficiência e maior flexibilidade na assistência à preparação e implantação de implantes dentários.[1]

Arquitetura do sistema robótico de implantes dentários

A arquitetura da robótica de implantes dentários inclui principalmente o hardware utilizado para a aquisição de dados cirúrgicos e a execução cirúrgica. A aquisição de dados envolve a perceção, identificação e compreensão do meio envolvente e das informações necessárias para a execução da tarefa através de codificadores, sensores tácteis, sensores de força e sistemas de visão. As informações obtidas em tempo real também incluem o ambiente circundante do robô, as posições dos objectos, as formas, os tamanhos, as caraterísticas da superfície e outras informações relevantes. O sistema de perceção ajuda o robô a compreender o seu ambiente de trabalho e facilita a tomada de decisões correspondentes, bem como as acções .[4]

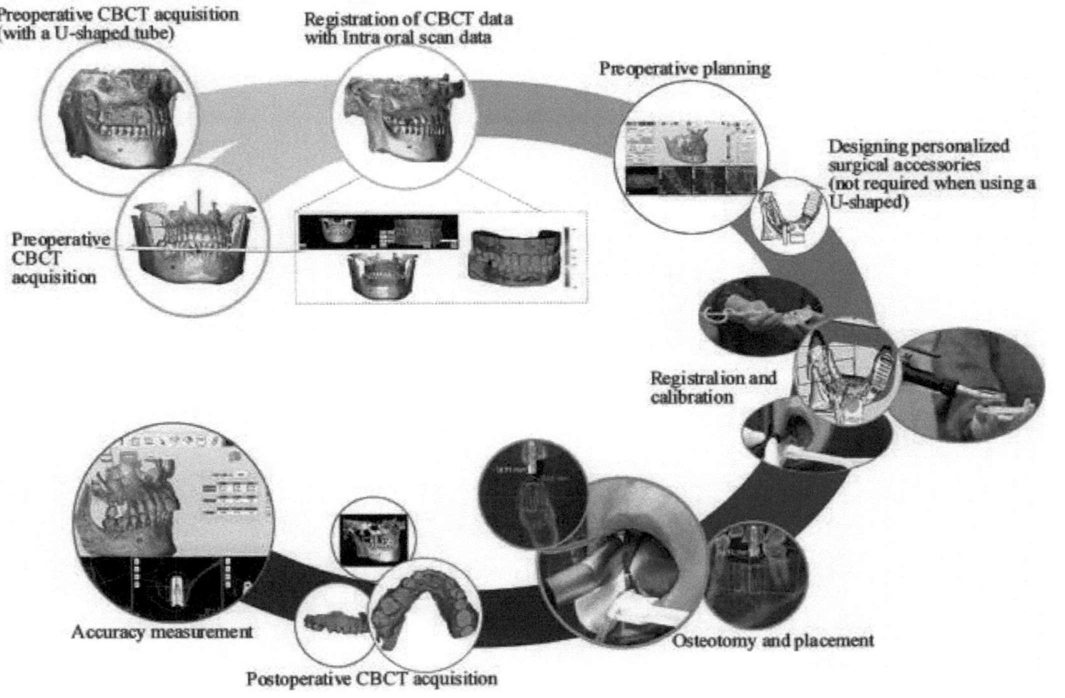

Figura 2: Fluxo de trabalho clínico da colocação de implantes dentários assistida por robô4

Boesecke et al, em 2002, apresentaram a primeira colocação de implantes dentários guiada por um robot. O sistema robotizado, com uma área de trabalho de 70 cm, executou o guia de perfuração do implante para ajudar o cirurgião durante a osteotomia do implante, tendo sido colocados 48 implantes dentários a 1-2 mm do bordo apical [9].

Sun et al, em 2014, desenvolveram um sistema robótico 3-DOF com uma câmara estéreo que podia detetar e modular a peça de mão dentária para garantir a colocação do implante de acordo com o protocolo pré-operatório. O procedimento cirúrgico planeado foi aplicado automaticamente pelo computador para garantir o local de corte correto e a força aplicada adequadamente [10].

Uozumi S, Ohnishi K, et al, em 2015, introduziram um sistema de navegação robótica baseado em visão estéreo que utiliza um campo potencial modulado para cirurgia de implantes [11].

Haider et al, em 2016, um outro sistema robótico cirúrgico autónomo estudou a inserção in vitro de implantes zigomáticos com 5 cm de comprimento em maxilares edêntulos e registou um elevado nível de precisão na colocação do implante. Outro estudo concluiu que um braço robótico de 6 eixos poderia aumentar a precisão da cirurgia na colocação de implantes dentários zigomáticos [12].

Em 2017, o YOMITM (Neocis, Miami, FL, EUA) tornou-se o primeiro sistema robótico de navegação computorizada do mundo aprovado pela FDA para aumentar a precisão clínica da cirurgia de implantes dentários.

O YOMI fornece orientação física da profundidade, orientação e posição da broca, evitando assim o fabrico personalizado da guia cirúrgica e o desvio da mão do operador. O sistema de navegação oferece alta previsibilidade e precisão durante a preparação da osteotomia do implante dentário empregando feedback vibracional. No entanto, o sistema YOMI é relativamente caro e funciona sob supervisão [4].

Em 2017, Zhao et al apresentaram o primeiro sistema autónomo de colocação de implantes do mundo. Os procedimentos cirúrgicos eram executáveis sem qualquer intervenção de um dentista e as tarefas cirúrgicas podem ser modificadas automaticamente com um elevado grau de autonomia. No entanto, os dados de validação são escassos no que diz respeito à viabilidade e fiabilidade do posicionamento do implante, e as decisões de inteligência do robô [13].

O Hospital da Quarta Universidade Médica Militar (Xi'an, China) e a Universidade de Pequim também desenvolveram um robô autónomo de implantes dentários em 2017. O sistema de robôs tinha como objetivo evitar erros cirúrgicos e colmatar a falta de dentistas altamente competentes na China. O sistema incluía um robô mecânico, o software DentalNavi, uma base de implantação e uma base guiada por imagem. O robô, a base de operação e as coordenadas dos pacientes, para calibrar com o sistema guiado por imagem, utilizaram quatro tipos de modelos de defeitos dentários como ferramentas de mapeamento espacial. Após a colocação dos implantes nos modelos de defeitos dentários, a precisão foi avaliada através da comparação da tomografia computorizada de feixe cónico pós-operatória com a trajetória pré-operatória planeada. O resultado foi excelente, com um desvio médio de entrada de 0,705 mm ± 0,145 mm, um desvio apical médio de 0,998 mm ± 0,232 mm e um desvio axial médio de 2,077 mm ± 0,455 mm.

Amjad e colegas, em 2018, apresentaram robôs telemanipulados que são robôs mestre-escravo não autónomos controlados por um cirurgião utilizando um dispositivo háptico de feedback de força do tipo de robô com feedback de força virtual e um sistema guiado por imagem. O sistema é composto por 4 partes principais: um sistema de planeamento cirúrgico pré-operatório, um háptico de feedback de força virtual, um manipulador de 6 DOF e um sistema de navegação guiado por imagem [14].

A implantologia robótica também tem sido utilizada com sucesso em casos de implantes complicados com osso alveolar significativamente reduzido.

Cao et al, em 2021, introduziram um novo robô cirúrgico para a colocação de implantes zigomáticos, que foi desenvolvido neste estudo com a integração do planeamento pré-operatório, da navegação em tempo real e do sistema de controlo robótico, tendo sido realizado um estudo piloto para validar a sua precisão e viabilidade. Os resultados mostram que o funcionamento do sistema robótico cirúrgico é superior ao de um cirurgião [15].

Manuela et al, em 2021*, introduziram *o robô paralelo em* *miniatura com precisão de posicionamento submilimétrica para osteotomia laser minimamente invasiva*, que é um macrossistema constituído por um robô em série que guia um endoscópio robótico, enquanto o microssistema é um robô em miniatura com ótica laser integrada montada na ponta do endoscópio. Depois de o macrossistema posicionar o robot em miniatura no osso, o robot em miniatura fixa-se ao osso e guia com precisão o laser numa abordagem minimamente invasiva. O robot em miniatura tem de permitir pelo menos dois graus de liberdade (DoFs) para posicionar o laser paralelamente à superfície do osso para corte. Com base no diâmetro atualmente previsto do ponto focal do laser de 0,5 mm, pretendemos obter uma precisão de posicionamento inferior a 0,25 mm para o robô em miniatura, de modo a permitir a realização de cortes contínuos com laser baseados na ablação pontual .[16]

Kang-jie-Cheng em 2022 desenvolveu um método de posicionamento com orientação manual e feedback da posição de contacto do robô com base num sistema de implante dentário colaborativo humano-robô (HRCDIS) para cirurgia de implante dentário guiada por robô. Os resultados das experiências com o fantoma da cabeça mostraram que o valor do erro do desvio central no hexágono (refere-se ao centro do nível da plataforma do implante) foi de 0,79 ± 0,17 mm, o desvio central no ápice foi de 1,26 ± 0,27 mm, o desvio horizontal no hexágono foi de 0,61 ± 0.19 mm, o desvio horizontal no ápice foi de 0,91 ± 0,55 mm, o desvio vertical no hexágono foi de 0,38 ± 0,17 mm, o desvio vertical no ápice foi de 0,37 ± 0,20 mm e o desvio angular foi de 3,77 ± 1,57°. Os resultados deste estudo validam preliminarmente a viabilidade do método de navegação exacta do HRCDIS .[17]

Dificuldades na promoção da utilização do sistema robótico de implantes dentários

Apesar do enorme potencial dos sistemas robóticos no domínio da medicina, à semelhança do desenvolvimento da tecnologia de conceção assistida por computador/fabrico assistido por computador, a introdução e aplicação desta tecnologia enfrenta vários desafios nas fases iniciais. O elevado custo do equipamento robótico pode limitar a sua promoção e aplicação em determinadas regiões ou instituições médicas. Os cirurgiões necessitam de formação técnica especializada antes de operarem sistemas robóticos, o que se traduz em custos de formação adicionais e num investimento de tempo18.

REFERÊNCIA

1. Wu Y, Wang F, Fan S, Chow JK. Robótica em implantologia dentária. Oral Maxillofac Surg Clin North Am. 2019 Ago 1;31(3):513-8.

2. Fukuda, T., Dario, P. & Yang, G. Z. Humanoid robotics-history, current state of the art, and challenges. Sci. Robot. 2, eaar4043 (2017).

3. Normalização, I.O.F. Robôs e dispositivos robóticos - Vocabulário. ISO 8373:2021.

4. Liu C, Liu Y, Xie R, Li Z, Bai S, Zhao Y. A evolução da robótica: progresso da investigação e aplicação de sistemas robóticos de implantes dentários. Jornal Internacional de Ciência Oral. 2024 abril 8;16(1):28.

5. Julien Dutreuil e. Implantologia dentária assistida por computador: um novo método e uma validação clínica.WNiessen e M Viergever. MICCAI 200, Países Baixos, 14-17 de outubro de 2001.

6. Fortin T, Champleboux G, Bianchi S, et al. Precisão da transferência do planeamento pré-operatório de implantes orais com base em imagens de TC de feixe cónico através de uma máquina de perfuração robótica. Clin Oral Implants Res 2002;13(6):651-6.

7. Chiarelli T, Franchini F, Lamma A, et al. Do planeamento de implantes à execução cirúrgica: uma abordagem integrada para cirurgia em implantologia oral. Int J Med Robot 2012;8(1):57-66.

8. Boesecke R, Brief J, Raczkowsky J, et al. Robô assistido para implantologia dentária. Computação de Imagens Médicas e

Intervenção Assistida por Computador - MICCAI 2001 (Springer Berlin Heidelberg). pp.1302-3.

9. Sun X, Yoon Y, Jiang Li, et al. Cirurgia guiada por imagem automatizada para implantes dentários comuns e complexos.J Med Eng Technol 2014;38(5):251-9.

10. Yu K, Uozumi S, Ohnishi K, et al, editores. Sistema de navegação robótica baseado em visão estéreo usando campo potencial modulado para cirurgia de implante. Conferência Internacional de Tecnologia Industrial do IEEE de 2015 (ICIT); 2015. Sevilha, 17-19 de março de 2015.

11. Haidar ZS; Robótica autónoma: uma nova era da implantologia dentária. é uma realidade. J Oral Res 2017;6(9):230-1.

12. Chen Xiaojun LY, Wu Y, Wang C. Investigação sobre o desenvolvimento de um sistema de implantes orais guiados por imagem.J Biomed Eng 2008;25(2):429-34, 38.

13. Jia S, Wang G, Zhao Y, Wang X. Precisão de um sistema robótico autónomo de implantes dentários versus cirurgia de implantes assistida por guia estático: Um estudo clínico retrospetivo. O Jornal de Medicina Dentária Protética. 2023

14. Amjad Ali Syed AMS, Khizar AN, Duan XG, et al.Cirurgia de implantes dentários assistida por tele-robótica com feedback de força virtual. Jornal Indonésio de Engenharia Eléctrica 2014;12(1):450-8.

15. Fan X, Feng Y, Tao B, Shen Y, Wu Y, Chen X. Um sistema robótico híbrido para a colocação de implantes zigomáticos com base na navegação de realidade mista. Computer Methods and Programs in

Biomedicine (Métodos e programas informáticos em biomedicina).
2024 Jun 1;249:108156.

16. Eugster M, Merlet JP, Gerig N, Cattin PC, Rauter G. Robô paralelo
em miniatura com precisão de posicionamento submilimétrica para
osteotomia laser minimamente invasiva. Robotica. 2022
Apr;40(4):1070-97.

17. Qi K, Song Z, Dai JS. Interação física segura entre humanos e robôs:
Um método de deteção de quase todo o corpo baseado em novos
pares de anéis de sensores de alcance laser. Robótica e fabrico
integrado por computador. 2022 Jun 1;75:102280.

18. Zhou, L., Teng, W., Li, X. & Su, Y. Precisão de um sistema de
implante ótico robótico assistido por computador e a veracidade das
técnicas virtuais para medir a precisão do robô avaliada com uma
máquina de medição por coordenadas in vitro. J. Prosthet. Dent.
2023;11:S0022-3913(23)00751-5.

CAPÍTULO 13: CONCLUSÃO

A cirurgia minimamente invasiva (MIS) em procedimentos de implantes está a ganhar popularidade, em grande parte devido aos avanços na cirurgia de implantes guiada por CBCT. No entanto, esta técnica requer mais educação, formação e experiência para que os médicos adquiram e apliquem as competências necessárias, uma vez que existe uma curva de aprendizagem para alcançar resultados de sucesso. Os médicos que utilizam guias cirúrgicos de CBCT têm de compreender bem o sistema que estão a utilizar e estar cientes das potenciais imprecisões e desvios (tanto médios como máximos) específicos de cada sistema. Este conhecimento é crucial durante as fases de planeamento e cirurgia para minimizar potenciais riscos e complicações.

Como em qualquer aspeto da cirurgia de implantes, a seleção cuidadosa do paciente, o diagnóstico preciso e o planeamento adequado do tratamento são essenciais para obter resultados previsíveis. Sugere-se que uma técnica cirúrgica de implante minimamente invasiva só deve ser considerada quando existe um volume ósseo suficiente, tecido mole queratinizado adequado (especialmente quando está planeada a ressecção de tecido mole), sem cortes significativos no tecido duro e quando o médico conhece bem a anatomia e a localização das estruturas vitais.

Embora os recentes avanços nas técnicas cirúrgicas minimamente invasivas sejam promissores, são necessários mais ensaios clínicos bem concebidos a longo prazo para determinar o verdadeiro impacto da cirurgia de implantes sem retalho nos resultados dos doentes. Além disso, é necessária mais investigação clínica e desenvolvimento tecnológico para melhorar a precisão dos procedimentos minimamente invasivos, o que se espera que aumente a adoção desta técnica pelos médicos dentistas.

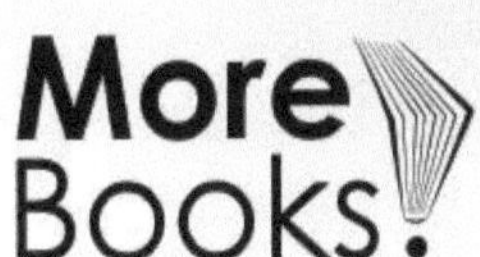

More
Books!

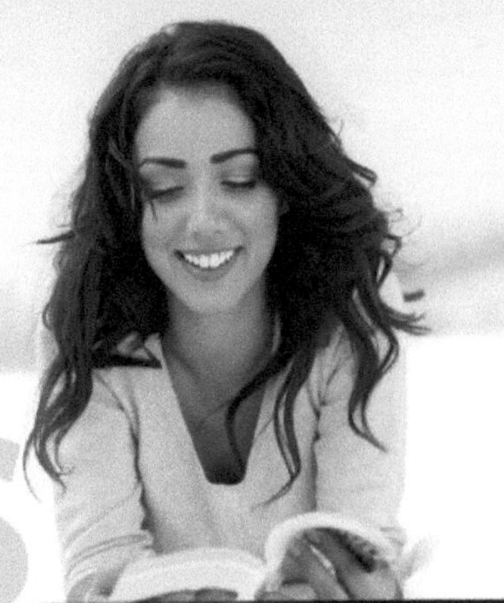

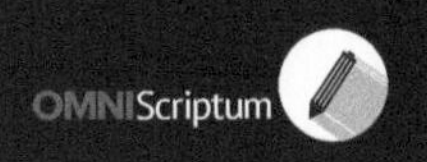

info@omniscriptum.com
www.omniscriptum.com
OMNIScriptum

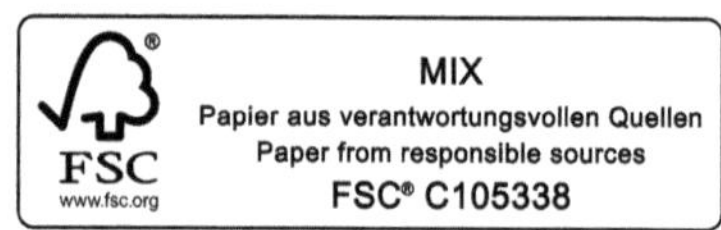

Printed by Books on Demand GmbH, Norderstedt / Germany